W0056465

KNAUR✳

Über den Autor:
Prof. Dr. Jürgen Schäfer, geboren 1956, ist Herzspezialist und Leiter des »Zentrums für unerkannte Krankheiten« an der Universitätsklinik Marburg. Er hat viele Jahre in den USA geforscht. In seinen Vorlesungen unterrichtet Jürgen Schäfer seine Studenten am Beispiel von Folgen der TV-Serie *Dr. House,* dafür wurde er mit einem Preis für exzellente Lehre ausgezeichnet.

Jürgen Schäfer

DIE KRANKHEITSERMITTLER

Wie wir Patienten mit mysteriösen Krankheiten helfen

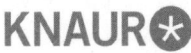

Besuchen Sie uns im Internet:
www.knaur.de

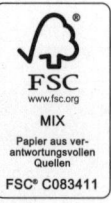

Vollständige Taschenbuchausgabe Oktober 2016
Knaur Taschenbuch
© 2015 Droemer Verlag
Ein Imprint der Verlagsgruppe Droemer Knaur GmbH & Co. KG, München
Alle Rechte vorbehalten. Das Werk darf – auch teilweise – nur mit
Genehmigung des Verlags wiedergegeben werden.
Covergestaltung: ZERO Werbeagentur, München
Coverabbildung: Stefan-Thomas Kröger / FOCUS Magazin
Satz: Adobe InDesign im Verlag
Druck und Bindung: CPI books GmbH, Leck
ISBN 978-3-426-78844-8

5   4   3   2   1

Inhalt

Vorwort

Es ist faszinierend zu beobachten, welch eine Dynamik manch noch so kleines Projekt entwickeln kann. Manchmal bedarf es nur einer Idee, um einiges zu bewirken. Dass so etwas immer wieder möglich ist, das möge auch Sie, liebe Leserin, lieber Leser, motivieren, zu Ihren Ideen zu stehen, auch wenn diese von einigen anfangs völlig durchgeknallt angesehen werden. So wie in meinem Fall.

Bei mir begann alles mit einem kleinen, freiwilligen Seminar für Medizinstudenten. Als Medizinprofessor begann ich im Jahre 2008 ein Seminar mit dem Titel »Dr. House revisited – oder: Hätten wir den Patienten in Marburg auch geheilt?« anzubieten. Mein Ziel war, unsere Studentinnen und Studenten in ein ganz besonderes Seminar zu locken. In ein Seminar, bei dem wir extrem seltene und komplexe Krankheiten auf unterhaltsame Art und Weise detailliert besprechen. Die medizinisch-fachlichen Themen sind dabei zum Teil so selten, dass man objektiv nur einen geringen Nutzen für die anstehenden Examina erwarten durfte. Medizindidaktisch führt dieses Seminar aber in die Denkstrukturen eines (mehr oder weniger) erfahrenen, altgedienten Klinikers ein, zeigte an den Beispielen von Dr. House, wie wir in Marburg konkret vorgegangen wären und wie wir die Diagnose schneller und für die Patienten in aller Regel schonender stellen könnten.

Insofern bietet dieses Seminar weit mehr an, es dreht sich um Diagnosefindungsstrategien, die wir detailliert besprechen. Als Lehrer freut es mich ganz besonders, dass immer wieder mal ehemalige Seminarteilnehmer anrufen, die jetzt bereits als »fertige« Ärzte tätig sind, und freudig von aufgeklärten, extrem seltenen Erkrankungsfällen berichten, die sie nur dank unseres kleinen Dr.-House-Seminars lösen konnten (was so ja ganz bestimmt nicht stimmt, das hätten sie gewiss auch so gelöst, stolz macht es mich aber trotzdem).

Die medizinischen Fälle der TV-Serie sind in der Fachliteratur oft nur Fußnoten und würden beim Examen wohl kaum abgefragt werden. Dennoch kamen die Studentinnen und Studenten mit großer Begeisterung und lernten alles über Zinkvergiftungen, Kawasaki-Syndrom, Zystizerkose durch Schweinebandwurm und alles andere mögliche Gewürm. Es war die Begeisterung für ein Seminar, bei dem man mit Infotainment Dinge lernt, die man vielleicht nur bei einem einzigen Patienten in seiner beruflichen Laufbahn anwenden muss, für den wird es dann aber das ganze Leben ändern.

Dabei war ich in Deutschland sicherlich nicht der Einzige, der die Idee hatte, mit Dr. House als Türöffner unsere Studenten in den Hörsaal zu locken und damit die Lehre zu beleben. Doch offenbar war ich der Einzige, der das Copyright sehr ernst nimmt und daher vorab bei den Rechteinhabern um die Nutzungsfreigabe der »Dr. House«-Folgen nachfragte, die mir dankenswerterweise sowohl von Universal Deutschland als auch von RTL gewährt wurden. Es war aufgrund dieser Anfrage bei RTL, dass eine Reporterin vom *Focus* aufmerksam wurde und einen sehr gut recherchierten Bericht rund um Dr. House schrieb. Letztendlich führte der Bericht zu einer regelrechten Medienlawine, und wir hatten stellenweise mehr Journalisten in unserem Seminar als Studierende.

Nachdem ich dann selbst im angesehenen *Deutschen Ärzteblatt* den etwas fragwürdigen Titel »deutscher Dr. House« zugesprochen bekam, kam es dazu, dass sich immer mehr verzweifelte Patienten mit der Bitte um Hilfe an mich wandten. Einigen Patienten konnten wir – und ich betone immer wieder »wir«, weil ich das in der Regel nie alleine schaffe, sondern unser ganzes Team – auch sehr gut helfen, was dann aber dazu führte, dass ich nur noch mehr Anfragen erhielt. Die Auszeichnung mit dem »Ars legendi«-Preis als bester Hochschullehrer Deutschlands im Jahre 2010 und die Verleihung des »Pulsus Awards« als bester Arzt des Jahres 2013 führten dazu, dass sich so viele Verzweifelte an uns wandten, dass ich nicht mehr ein noch aus wusste.

Waren es anfänglich zwei bis drei Patienten die Woche gewesen, so waren es jetzt plötzlich fünfzig Anrufer pro Tag, die sich Hilfe erhofften. Stellenweise brach unser Telefonnetz zusammen, und die Post musste mit einem Einkaufswagen abgeholt werden. Es wurde einfach alles zu viel, es war und ist immer noch unmöglich, all dies zu schaffen und den Hilfesuchenden nur annähernd gerecht zu werden.

In dieser Situation kam mir dann unsere Geschäftsführung zu Hilfe, und wir eröffneten in Windeseile ein spezielles »Zentrum für unerkannte und seltene Erkrankungen« (ZusE) an unserem Universitätsklinikum.

Fortan war ich nicht mehr alleine, sondern ein ganzer Mitarbeiterstab ist heute damit beschäftigt, die unzähligen Anfragen, die uns täglich erreichen, nach bestem Wissen und Gewissen zu bearbeiten. So unterstützen mich neben dem Sekretariat und der Projektplanungsgruppe noch zehn Fachärzte aus unterschiedlichen Schwerpunkten, mehrere Assistenzärztinnen sowie ein ZusE-Forschungslabor, in dem wir »unmet needs« bearbeiten, um so doch noch Lösungen für scheinbar unlösbare Probleme zu finden.

Dieses neugegründete Zentrum wurde von unserer Geschäftsführung in einer Zeit ins Leben gerufen, in der es um die Finanzierung der Universitätsmedizin alles andere als rosig bestellt ist. Wir haben dies auch nicht ganz freiwillig getan, letztendlich wurden wir durch die Not von Hunderten, ja Tausenden Patienten zu diesem Schritt getrieben. Dass solche Zentren wie das unsere in Zukunft aber auch in allen anderen Universitätskliniken eine Heimat finden, sind wir meines Erachtens den Patienten schuldig. Marburg allein kann dieses Problem trotz allen Engagements und aller Unterstützung nicht meistern, hier ist die Gesundheitspolitik gefordert. Beeindruckend ist die Tatsache, dass eine Fernsehserie aus Hollywood die Strukturen unserer altehrwürdigen, fast 500 Jahre alten Universitätsklinik grundlegend verändert hat. Wer hätte so etwas jemals für möglich gehalten?

Doch trotz allen Engagements, auch wir in Marburg sind nur ganz normale Ärzte. Wir sind nicht besser als andere, und wir lösen nicht alle Fälle. Aber wir versprechen, uns sehr viel Mühe zu geben und unvoreingenommen zu versuchen, Probleme zu lösen.

Einige der spannendsten Fälle aus den vergangenen Jahren ärztlicher Praxis habe ich hier zusammengefasst. Um die Vertraulichkeit zu wahren, haben wir Name, Alter, Geschlecht, Beruf und Begleitumstände der Patienten verändert.

Dieses Buch möchte erreichen, dass anhand der hier geschilderten Fälle vergleichbare Schicksale verhindert werden können. Es soll auf unterhaltsame Art und Weise für ungewöhnliche Krankheiten sensibilisieren, von der Borreliose bis zur Kobaltvergiftung.

Einleitung

Das Johannesevangelium beginnt mit dem Satz »Im Anfang war das Wort«. Und jedem Medizinlehrbuch sollte vorangestellt werden: »Am Anfang steht die korrekte Diagnose.« Dabei ist das Diagnostizieren meist ein durchaus dynamischer Prozess. Von einer ersten Auffassung her abgeleitet, wird zunächst eine Arbeitsdiagnose als Verdachtsdiagnose gestellt. Das weitere Bemühen der Diagnostiker ist es dann, durch weitere Befunde diese Arbeitsdiagnose zu bestätigen oder zu widerlegen. Dieser Prozess muss ergebnisoffen sein. Eine Arbeitsdiagnose kann und muss man ändern, um am Schluss eine korrekte und belastbare Abschlussdiagnose zu erhalten. Diese entspricht dann der Entlassdiagnose und sollte immer alle Befunde in sich vereinen können. Wenn einzelne Befunde nicht mit der Diagnose in Einklang gebracht werden können, dann sollte dies auch so vermerkt werden. Es kann sein, dass durch neuere Erkenntnisse und Möglichkeiten diese Hinweise wichtig werden und die Diagnose erneut verändern.

Überhaupt haben wir heutzutage diagnostische Möglichkeiten, von denen wir vor wenigen Jahren so nie zu träumen gewagt hätten. Und diese Möglichkeiten reichen von einer verbesserten Bildgebung über bessere Laborverfahren bis hin zu besseren EDV-Systemen und -Programmen.

Der Ultraschall gibt uns Einblicke in ungeahnter Bildqualität, zeigt Funktionen und Blutflüsse in Echtzeit und kann Strukturen dreidimensional darstellen. Beim Röntgen sowie mit modernen Computertomographie-(CT-)Geräten können wir mit einem Bruchteil der früher üblichen Strahlenbelastung Strukturen nachweisen, die im Millimeterbereich zur Darstellung kommen. In Kombination mit bestimmten Tracertechnologien können wir heute sogar Stoffwechselaktivitäten räumlich zuordnen. Mit der Magnetresonanztomographie (MRT) verfügen wir über strahlungsfreie Geräte, die weitreichende Informationen zusätzlich zu den röntgenologischen Verfahren liefern und uns – zum Beispiel bei der Fragestellung Myokarditis – weiterführende invasive Verfahren ersparen können.

Aber auch im Laborbereich sind in den letzten Jahren geradezu revolutionäre Techniken entwickelt worden, die unser diagnostisches Vorgehen in den kommenden Jahren grundlegend ändern werden. Wir können heute messen, was noch vor wenigen Jahren im Grundrauschen der Assays lag. In unserem ZusE-Labor, das wir wie ein kriminaltechnisches Labor zur Lösung komplexer Fälle vorhalten, sind wir in der Lage, in Stuhl-, Urin- und Blutproben nach Parasiten, Würmern, Bakterien und Viren zu suchen, deren Namen ich zum Teil noch nicht einmal gehört habe. Durch massenspektrometrische Verfahren können wir Spurenelemente, Schwermetalle oder Schadstoffe nachweisen, die früher ein Vielfaches an Probenmaterial, Zeit und Geld benötigt hätten. Es werden hochqualitative, spezifische Antikörper entwickelt, dank deren Hilfe völlig neuartige Krankheitsbilder entdeckt werden können, auch Krankheiten, bei denen wir noch vor wenigen Jahren geglaubt haben, dass es rein psychiatrische seien. Hier ist Demut angebracht, und wir müssen uns immer wieder eingestehen, dass es eben viele Dinge gibt, bei denen wir noch weit davon entfernt sind, diese zu verstehen, geschweige denn zu heilen.

Biss mit Folgen

Der Morgen dämmerte, als Sauerle auf die Kreuzung der beiden Waldwege zulief. Die Luft war kühl, hinter den Bäumen schimmerte es hellgrau. Er passierte eine kleine Holzhütte, neben dem Eingang lagen Weinflaschen und Zigarettenstummel auf dem Boden. An einem Ast hing eine alte Daunenjacke.

Bis zum Waldausgang waren es kaum noch fünfhundert Meter. Dahinter begann der Feldweg, und er war schon fast zu Hause. Außer seinem Keuchen und dem Geräusch seiner Sportschuhe, die auf den lehmigen Boden traten, hörte er nichts.

Doch. Tiefer im Wald krachte ein Zweig durchs Geäst hindurch zu Boden. Vögel flatterten auf und zwitscherten. Und hinten, ganz in der Ferne, war noch etwas, kaum hörbar. Ein Klappen, das dem Rhythmus seiner eigenen Schritte glich. Jemand folgte ihm.

Sauerle wurde automatisch schneller. Panik füllte ihn plötzlich ganz aus, dumpf hämmerte der Atem in seinem Kopf. Er wagte nicht, sich umzudrehen oder anzuhalten. Im Laufen langte er in seine Hosentasche, zog den Schlüsselbund heraus, ballte die Faust und ließ den Haustürschlüssel wie einen Dorn zwischen Zeige- und Mittelfinger hervorstechen.

Nach ein paar Schritten war der Anfall vorüber, und er hatte sich wieder unter Kontrolle. Er lief bewusst gleichmäßig, langsamer und ließ den Schlüssel zurück in die Tasche gleiten. Wie idiotisch. Was sollte schon sein. Er stoppte, lief einen Moment lang auf der Stelle. Atmete tief ein und aus und ließ die Arme locker von den Schultern baumeln. Er hörte, wie die Schritte hinter ihm näher kamen. Er schüttelte seine Beine aus, sah auf den weißen Strich an einem Baumstamm, der den Weg markierte. Dann kam der Schmerz.

Er krümmte sich unwillkürlich zu Boden und fasste sich an den Rücken, aber da war nichts. Der Schmerz kam von innen. Er stöhnte in die morgendliche Stille, ließ sich auf den Waldweg fallen und drehte sich auf den Rücken.

Der Boden war kalt. Sand klebte an seinen vom Schweiß feuchten Knien. Er versuchte, sich flach hinzulegen, doch der Schmerz ließ nicht nach. Eine Kapuze war über ihm, ein Gesicht. In den Baumwipfeln sah er einzelne Knospen, hellgrün. Sie würden wahrscheinlich erfrieren. Es war Ende Februar.

Medizin – oftmals wie ein Krimi

Ein medizinischer Fall ist wie ein Verbrechen, eine ärztliche Diagnose wie das Ergebnis einer Ermittlung. Die Beschwerden und Symptome eines Patienten sind die Indizien, denen ein Arzt nachgehen muss, um den Fall aufzuklären. Nur geht es eben nicht darum, einen Täter zu finden, sondern einen Erreger, ein Virus, eine Krankheit oder ein Syndrom.

Bei Kriminalfällen kommt es nicht selten vor, dass die Ermittler dem Täter bis auf eine Handbreit nahe kommen, dann die Spur aber plötzlich nicht mehr weiterverfolgen, weil etwas, das sie nicht weiter in Frage stellen, dagegen spricht.

Es kann sein, dass die Beschreibung eines Täters in den Akten verschwindet, weil ein Zeuge als wenig glaubwürdig eingestuft wird, und später übersieht man, diese Beschreibung mit anderen Hinweisen zu verknüpfen. Es kommt auch vor, dass eine Spur aus den falschen Gründen kategorisch ausgeschlossen wird. Dann wird viel Energie darauf verwendet, in die völlig falsche Richtung zu ermitteln.

Wichtige Hinweise können übersehen werden, und manchmal wird deshalb der Falsche verdächtigt. Ein guter Ermittler darf sich weder zu schnell festlegen noch zu früh aufgeben. Er sollte sich wie ein Terrier in den Fall verbeißen und erst lockerlassen, wenn er gelöst ist.

Das Gleiche gilt für einen Arzt. Die Medizin ist kein Evangelium der Götter in Weiß, das mit den Worten beginnt: »Am Anfang war die korrekte Diagnose.« Im Gegenteil. Jede Diagnose ist ein dynamischer Prozess. Zuerst kommt der Verdacht, also die Arbeitsdiagnose, dann geht es darum, diese Arbeitsdiagnose durch weitere Befunde zu bestätigen. Oder eben zu widerlegen.

Der Prozess der Diagnosefindung muss ergebnisoffen sein. Die erste Diagnose darf nie wie in Stein gemeißelt dastehen. Hält sie weiteren Befunden nicht stand, dann muss sie eben geändert werden. Nur so erhält man am Ende eine belastbare Abschlussdiagnose.

Ein guter Arzt gibt nicht auf, bis er eine belastbare Diagnose erarbeitet hat. Denn nur mit der richtigen Diagnose kann er die richtige Therapie durchführen. Allerdings muss auch dies mit Augenmaß erfolgen – denn eine allzu aggressive Diagnostik bis hin zur »Ganzkörperstanze« kann den Patienten auch gefährden – sowohl physisch als auch psychisch. Daher wird man nie umhinkommen, gelegentlich auch Therapien »ex juvantibus« durchzuführen – hier wird dann auf Verdacht behandelt, und der Therapieerfolg bestätigt oder widerlegt die Verdachtsdiagnose. Die Regel sollte dies allerdings nicht sein. Leider passiert es immer wieder, dass Mediziner ohne eine korrekte Diagnose irgendeine Behandlung anordnen. Gute Ärzte wissen aber: Vor die Therapie hat der liebe Gott die richtige Diagnose gesetzt. Am wichtigsten aber: Der Patient steht stets im Mittelpunkt.

Manche der Puzzles, die man als »medizinischer Ermittler« zu lösen hat, sind ganz einfach. Sie haben wenige, große Teile, ein simples Bild und können bereits von Vorschulkindern zusammengesetzt werden.

Die Symptome »Brustschmerz«, »Todesangst«, »Schweißausbruch« und »kalkweißes Gesicht« wären so ein einfaches Puzzle. In diesem Fall könnte bereits unser Klinikpförtner die korrekte Arbeitsdiagnose stellen: akuter Herzinfarkt.

Ob es am Ende doch kein Infarkt, sondern ein Blutgerinnsel in der Lunge ist, eine Herzmuskelentzündung oder ein Riss in der Hauptschlagader, muss natürlich erst mit den entsprechenden Untersuchungen gezeigt werden. Bei der Arbeitsdiagnose gibt es in diesem Fall jedoch keinen großen Spielraum – aber auch wenig Zeit. Hier muss es rasch gehen oder man / frau verliert.

Andere Puzzles haben viele kleine Teile und erfordern schon etwas Übung. Die Symptome »ständige Müdigkeit«, »Depression«, »Antriebslosigkeit«, »Lustlosigkeit«, »Schwindelanfälle« und »ständig Appetit auf salziges Essen« könnten selbst unsere sehr fitten Mitarbeiter der Klinikpforte nicht ganz so einfach einordnen. Vor allem, wenn der Patient dann noch braungebrannt ist und so fidel aussieht, als sei er ständig mit dem Segelboot unterwegs, was so gar nicht zu »Müdigkeit« und »Depression« zu passen scheint.

Unsere Studenten in den höheren klinischen Semestern könnten die Diagnose jedoch höchstwahrscheinlich schnell stellen: Morbus Addison. Bei dieser Krankheit produzieren die Nebennieren keine Hormone mehr. Die Krankheit ist zwar sehr selten – sie betrifft nur vier von 10 000 Menschen –, aber die Kombination der Symptome ist so eindeutig, dass kaum eine Alternative in Frage kommt. Und es ist einfach unglaublich wichtig, dass man dieses Krankheitsbild erkennt, um dem Patienten ein normales Leben zurückgeben zu können.

Die schwersten Puzzles haben nicht nur viele kleine, ähnliche Teile, man weiß auch vorher nicht, wie viele davon man eigentlich braucht. Manchmal kann man die einzelnen Teile erst nach mehrmaligem Drehen, Wenden und Ausprobieren zu einem sinnvollen Ganzen zusammenfügen, und Teile, die man gleich zu Anfang schon weggelegt hatte, stellen sich erst im Laufe des Prozesses als unverzichtbar heraus.

So ein Puzzle hat man zum Beispiel vor sich, wenn ein Patient depressiv ist und gleichzeitig über Bauchschmerzen klagt, die er nicht genau lokalisieren kann. Hier gibt es sofort Unklarheiten.

Ist die Depression eine Folge der ständigen Bauchschmerzen? Oder leidet der Mann unter einer anderen Krankheit, die sowohl zu Depressionen als auch zu Bauchschmerzen führt? Hier sind weitere Informationen notwendig. Hängen die Bauchschmerzen zum Beispiel mit der Nahrungsaufnahme zusammen? Gibt es für die Depressionen einen Auslöser wie die Trennung von einem Partner? Mit einzelnen Untersuchungen werden dann die verschiedenen Puzzleteile durchprobiert: Ultraschall vom Bauch, Magen-Darm-Spiegelung, umfassende Blutuntersuchungen etc.

Beim Puzzlespiel gibt es allerdings einen entscheidenden Vorteil: Passen die Teile partout nicht zusammen, wirft man sie einfach entnervt zurück in den Karton und beschäftigt sich mit etwas anderem. Für einen kranken Menschen kann es jedoch fatale Folgen haben, wenn man die Ursache nicht findet.

Falsche, vorschnelle oder scheinbar eindeutige Diagnosen können sehr gefährlich sein und Patienten manchmal jahre- oder sogar lebenslang quälen. Eine falsche Diagnose ist wie eine falsche Verdächtigung: Sie kann ratlos machen oder verzweifelt, wütend, hilflos, einsam. Oder buchstäblich wahnsinnig. Beziehungen können an nicht entdeckten Krankheiten zerbrechen, und nicht wenige Menschen verlieren aufgrund von nicht richtig diagnostizierten Beschwerden ihre Arbeit und manchmal auch ihren Lebensmut und im Extremfall gar ihr Leben.

Deshalb sind ärztliche Ermittlungen nicht weniger brisant als polizeiliche. Denn es geht tatsächlich um Leben oder Tod.

Begegnung im Wald

Auch Hans Sauerle hätte seinen Jogginglauf beinahe mit dem Leben bezahlt.

Er krümmte sich auf dem Waldboden und ächzte. Er spürte eine Hand auf der Schulter, eine junge Frau sah ihn erschrocken an. In einer Hand hielt sie ihr Telefon.

»Hallo? Brauchen Sie Hilfe?«, fragte sie.

Sauerle konnte sich kaum bewegen. Er mochte es nicht, bedürftig auszusehen und von anderen abhängig zu sein, deshalb antwortete er nicht und konzentrierte sich stattdessen auf seine Atmung.

»Brauchen Sie Hilfe?«, wiederholte die Frau.

Er schüttelte den Kopf, so energisch es ging. Die Frau tippte auf ihr Telefon.

»Können Sie aufstehen? Soll ich einen Arzt rufen?«, rief sie noch einmal. Sie hatte die Kapuze ihres Jogginganzugs zurückgezogen, darunter kam ein dunkler Zopf zum Vorschein.

Sauerle versuchte aufzustehen, zu seiner eigenen Überraschung gelang es ihm. Die Frau war beinahe ebenso groß wie er selbst.

»Nein«, sagte er schließlich, »nein danke. Ist nett von Ihnen, aber gar nicht notwendig.«

»Was haben Sie denn? Was war denn los?«

»Ich weiß es nicht. Ich bin wohl auf irgendwas ausgerutscht.« Er sah auf den Boden, als suche er etwas. »Jetzt geht es schon.«

Er fasste sich wieder an den Rücken. Der Schmerz war jetzt erträglich, Bewegungen wieder möglich. Um sechs Uhr morgens mit einer ihm völlig unbekannten Frau im Wald zu stehen kam ihm auf einmal unangemessen vor.

»Vielleicht ein Hexenschuss?«, versuchte sie.

»Blödsinn. Nein, nein. So was hatte ich noch nie. So alt bin ich nun auch noch nicht.«

»Soll ich wirklich keinen Notarzt rufen?«

»Nein danke. Kommen Sie.« Langsam humpelte Sauerle den Waldweg entlang und bemühte sich, dabei nicht vor Schmerz aufzustöhnen. Die Frau neben ihm schien sich nicht sicher zu sein, ob sie ihn allein lassen konnte, und ging deshalb langsam neben ihm her.

Sie schwiegen, bis hinter dem Feldweg die ersten Häuser zu erkennen waren.

»Das war schon etwas gruselig«, sagte die Frau, »wie Sie da gerade zusammengeklappt sind.«

»Papperlapapp, das war gar nichts«, erwiderte Sauerle. Er konnte sich auf kaum etwas anderes konzentrieren als seinen Rücken. Er spürte, dass der Schmerz bald wiederkommen würde. Bis dahin wollte er zu Hause sein, am liebsten im Bett. Er wollte sich ausruhen.

»Schon gut. Schaffen Sie es von hier aus?« Sie standen an der Straßenecke, von der es zur kleinen Hauptstraße ging.

»Ich glaube schon. Ist nicht mehr weit.« Sauerle deutete nach rechts, wo sein Häuschen stand, mit dem kleinen Garten davor.

»Dann also noch gute Besserung. Hoffentlich ist es nichts Ernstes.«

»Danke. Hoffe ich auch.«

Sie war schon zwei Schritte gegangen, blieb dann aber noch mal stehen und wandte sich ihm wieder zu. »Sie haben diesen urigen kleinen Elektroladen vorne im Ort, oder? Radio Sauerle.«

»Stimmt. Woher wissen Sie das?«

»Früher habe ich mir dort im Schaufenster die Fernseher angeguckt. Unglaublich, dass es solche Läden noch gibt. Meine Mutter kauft heute noch bei Ihnen ein. Ich heiße Vlanden. Ich bin für eine Woche zu Besuch aus München.«

Sauerle dachte einen Augenblick nach. »Ach so, du bist die Tochter von Elke? Simone?«

»Katharina. Simone ist meine Schwester.«

Er musterte sie, glaubte dann tatsächlich das kleine Mädchen wiederzuerkennen, das ein paarmal bei ihnen im Garten gespielt hatte. »Richtig. Jetzt sehe ich es. Genau. Du bist mit Thorsten zur Schule gegangen.«

»Stimmt.«

»Ist ja schon lange her.«

Sauerle freute sich über das Wiedersehen. Aber er mochte es überhaupt nicht, wenn man seinen Laden als »urig« bezeichnete. Schlagartig fielen ihm die Schmerzen wieder ein.

»Also bis bald mal.«

»Jaja«, brummte Sauerle.

Anstatt in die Dusche zu steigen, setzte er sich zu Hause vorsichtig auf das gemütliche Sofa. Er fand es jedoch auf einmal zu weich, also legte er sich auf den Teppich davor und schloss die Augen. Vielleicht hatte er sich nur etwas verrenkt. In ein paar Stunden würde es besser sein. Dann konnte er nach der Mittagspause wieder im Laden stehen.

Die Zeichen deuten

Ob jemand ein Verbrechen begangen hat, kann man ihm normalerweise nicht auf einen Blick ansehen. Ob er krank ist, manchmal schon.

Kein Wunder – denn bei einer medizinischen Ermittlung ist der Körper des Patienten schließlich so etwas wie der Tatort. Ein geübter Ermittler erkennt auf einen Blick bereits vieles, was für die Lösung des Falles wichtig ist. Eine »Diagnose auf den ersten Blick« ist auch in der Medizin hilfreich – aber alles andere als die Regel. Dennoch sollte kein Arzt diese Möglichkeit einer schnellen Diagnose und damit auch raschen Therapieeinleitung ungenutzt lassen.

Ein bläulicher, metallisch schimmernder Ring um die Pupille – diesen bezeichnet man auch als Kaiser-Fleischer-Kornealring – kann beispielsweise auf eine Kupferspeichererkrankung hinweisen, den sogenannten Morbus Wilson.

Ein weißlicher Ring um die Pupille, ein sogenannter Arcus lipoides, der meist an der unteren Hälfte des Auges beginnt und – wenn man das Auge als Zifferblatt sieht – zwischen vier und acht Uhr auftritt, ist oftmals ein Hinweis auf eine schwere Hypercholesterinämie, also eine Erhöhung des Cholesterinspiegels. Auch weißliche, erhabene Hautveränderungen an beiden Augeninnenwinkeln, die vom Nasenrand meist in Richtung Oberlid reichen, eine verdickte Achillessehne oder Verdickungen der Sehnen auf dem Handrücken sind oftmals ein Hinweis auf erhöhtes Cholesterin.

Diesen Anzeichen Beachtung zu schenken ist deshalb so wichtig, weil eine Erhöhung der Blutfettwerte im schlimmsten Fall einen Herzinfarkt auslösen, aber normalerweise sehr gut und effizient behandelt werden kann. Aber nur wenn man früh genug auf solche Stoffwechselstörungen aufmerksam wird, kann ein Herzinfarkt auch verhindert werden.

An Hautveränderungen lässt sich vieles ablesen. Die Haut ist so etwas wie das Fenster des Körpers, auf ihr zeigt sich oft, was im Innern vorgeht.

Leidet eine Patientin zum Beispiel seit Wochen unter einem roten, schuppenden Ausschlag im Gesicht, dann denke ich – wie wohl die meisten Ärzte – im ersten Moment an eine Hautkrankheit, eine Allergie auf Kosmetika oder eine Reaktion auf Medikamente. Doch hinter den Hautveränderungen stecken in ungefähr fünf von hundert Fällen weitreichende körperliche Krankheiten. Nicht umsonst verbrachten viele Hautärzte früher ein ganzes Weiterbildungsjahr in der Inneren Medizin (und umgekehrt).

Rote Wangen allein sehen zum Beispiel harmlos aus. Zusammen mit anderen Hautveränderungen wie Pilzinfektionen in Hautfalten oder schlecht heilenden Wunden muss man aber vor allem bei Übergewichtigen an Diabetes mellitus und Bluthochdruck denken. Jedes Jahr stellen Hautärzte mehrere Diabetes-Diagnosen, ohne dass dem Patienten oder seinem Hausarzt zuvor etwas aufgefallen wäre.

Hat ein Erwachsener einen Ausschlag auf Wangen, Stirn und Kinn mit eitrigen Pickeln, spricht das für Rosazea, welche man früher als Kupferrose bezeichnete. Im späten Stadium kommt es typischerweise zu einer roten, blumenkohlartigen Vergrößerung der Nase. Viele halten die Betroffenen aufgrund dieses Aussehens sofort für Alkoholiker – ein Stigma, unter dem die Patienten natürlich sehr leiden.

Die Palette von Hautveränderungen bei Organkrankheiten ist so groß, dass es dafür dicke »bebilderte Lehrbücher« gibt.

Da ist zum Beispiel das aufgedunsene Mondgesicht mit den roten Wangen, das auf einen Überschuss an Kortison im Körper hinweist – entweder aufgrund einer lang dauernden Kortisontherapie oder aber eines Tumors, der Kortison produziert.

Rötlich blaue Wangen gelten als Zeichen für Sauerstoffmangel im Körper, wenn eine Herzklappe, oftmals die Mitralklappe, nicht richtig funktioniert. Darum nennen wir diese Veränderung auch »Mitralisbäckchen«.

Und bei der Sklerodermie ist die Haut im Gesicht zu straff und unbeweglich. Die Betroffenen sehen aus, als hätten sie sich ihr Gesicht mit Botox aufgespritzt, und leiden häufig auch unter Schluckstörungen. Zudem ist oft das Zungenbändchen verkürzt, so dass die Zunge nicht nach hinten umgeschlagen werden kann.

Oft gibt schon die Hautfarbe einen entscheidenden Hinweis. Leberkrankheiten äußern sich häufig durch eine gelbe Verfärbung von Gesicht und Bindehäuten. Gräulich glänzend wird die Haut bei einer Vergiftung mit Metallen wie Silber oder Aluminium.

Konkurrenz aus dem Netz

Sauerle erwachte von dem spitzen Schrei, den seine Frau Eva ausstieß, als sie ihn im Wohnzimmer liegen sah.

»Schrei nicht so rum«, grummelte er im Liegen, »ich hab mich nur ein bisschen verrenkt. Ist nichts Ernstes.«

In den zwanzig Jahren ihrer Ehe war es noch kein einziges Mal vorgekommen, dass Sauerle einfach so auf dem Boden lag. »Soll ich dir einen Arzt rufen?«, fragte Eva besorgt.

»Blödsinn. Ich brauche keinen Arzt. Ich bin nur beim Laufen ausgerutscht.«

»Ach, Hänschen. Dann setz dich doch wenigstens aufs Sofa.«

»Hier unten ist es bequemer.«

Sie wusste, dass ihr Mann bei Schmerzen stets untertrieb.

»Vielleicht machst du einfach zu viel Sport«, sagte sie. »Das kann doch nicht gesund sein, wenn du dich jeden Tag so überanstrengst. Ich rufe dir einen Arzt.«

»Nein, lass. Bitte lass. Ist doch nichts Ernstes. Und mit dem Sport hat das schon mal gar nichts zu tun. Warten wir erst mal ab. Geh lieber in den Laden und mach einen Zettel an die Tür, dass ich erst nachmittags wieder da bin. Aber schreib bloß nicht ›wegen Krankheit‹. Nicht dass die Leute denken, bei uns geht es abwärts.«

Eva nickte, wenig überzeugt.

»Stell dir vor, wen ich vorhin getroffen habe: Simone Vlanden. Studiert anscheinend in München. Sie hat gesagt, ihre Mutter kauft immer noch bei uns ein.«

»Elke?«

»Genau. Wann war die das letzte Mal im Laden?«

»Ist bestimmt schon fünf Jahre her.« Eva nickte.

»Geht lieber online«, sagte Sauerle bitterer als beabsichtigt.

Seit einigen Jahren teilte er den Vorort in drei Gruppen ein: diejenigen, die ihre Elektrogeräte immer noch bei »Radio Sauerle« kauften, und diejenigen, die sie online bestellten. »Online gehen« war für ihn und Eva das Synonym für die aus der zweiten Gruppe. Am schlimmsten war aber die dritte Gruppe: Das waren diejenigen, die in den großen Elektromarkt in der Stadt gingen, bloß weil die Geräte da manchmal ein bisschen billiger waren. Oft aber, das wusste Sauerle, waren sie sogar teurer. Der Elektromarkt gehörte zu einer großen Kette, und Sauerle hasste diese Kette. Immer wenn Werbung dafür im Fernsehen kam, schaltete er mit einem Stöhnen um.

Seitdem das Geschäft bei ihm immer schlechter lief, hatte er sich in die Vorstellung hineingesteigert, jemand von der großen Elektrohandelskette spioniere ihn aus und verfolge seine Gewohnheiten.

Um ihm einen Gefallen zu tun, ging Eva jedes Mal auf Sauerles Vermutungen ein und behauptete auch manchmal, in der Nähe des Ladens treibe sich eine verdächtige Person herum. Dass sie manchmal selbst schon darüber nachgedacht hatte, in das große Geschäft in der Stadt zu fahren, nur um sich mal umzuschauen, erzählte sie ihm lieber nicht.

Bewegung hilft nicht immer

Am Nachmittag stand Sauerle wieder im Laden, obwohl die Schmerzen nicht nachgelassen hatten. Sie hatten sich in seinem Körper verteilt, waren jetzt auch in der linken Schulter und im linken Oberarm. Sie schienen direkt aus seinen Knochen zu kommen.

Verkaufen konnte auch seine Frau, reparieren nicht. Er konnte es sich nicht leisten, auch nur eine Reparaturanfrage zu versäumen. Der Service war sein großer Trumpf. Wenn die Leute Probleme mit ihren Geräten hatten, kam er vorbei und schaffte schnell Abhilfe. In der Nachbarschaft gab es einige alleinstehende, ältere Damen, die sich nicht trauten, ihren Fernseher selbst anzuschließen, und denen es wichtig war, dass dies von jemandem übernommen wurde, dem sie vertrauen konnten. Wenn er dann nicht ständig verfügbar war, konnte er das Vertrauen schnell verlieren.

Seine Frau hatte im Bad eine alte Wärmesalbe gefunden und sie ihm auf den Rücken geschmiert. Jetzt brannte es dort, aber der Schmerz ließ nicht nach. Wenn er sich hinsetzte, wurde es schlimmer, also stand er die meiste Zeit vor dem großen Fenster und sah auf die Hauptstraße. Simone ging einmal mit schnellen Schritten vorbei, ohne hineinzusehen.

Die Geschäfte liefen schlecht, obwohl es im Ort keine

Konkurrenz gab. Manchmal half es ihm, sich vorzustellen, eine mächtige, überregionale Firma plane seinen Ruin und wolle ihm schaden.

Sauerle konnte defekten Fernseh- oder Radiogeräten etwas abgewinnen, doch er hasste den Gedanken, dass sein Körper plötzlich defekt sein könnte.

Er beschloss, am nächsten Morgen noch früher aufzustehen und noch etwas länger zu laufen. Vielleicht war er nur eingerostet. Bewegung hatte bisher immer geholfen.

Doch er schlief nicht gut und schaffte es dann kaum bis zum Waldanfang. Die Schmerzen waren jetzt auch in seinen Beinen. Sie waren in allen Muskeln und Gelenken. Es war kaum auszuhalten. Er verbrachte den Vormittag unter großen Qualen im Laden, ging schließlich in der Mittagspause zum Hausarzt um die Ecke.

Der Hausarzt hatte gleich eine Diagnose parat. Er hörte »Schmerzen in Muskeln und Gelenken«, dachte sofort an Rheuma und verschrieb Schmerzmittel. Vier Tage lang stand Sauerle jeden Morgen früh auf und flüsterte seiner Frau Eva, die noch im Bett lag, zu: »Ich gehe jetzt laufen.«

»Bist du sicher?«, murmelte sie verschlafen.

»Natürlich.«

Die ersten beiden Male schaffte er es noch bis zum Feldweg, musste sich dort aber auf eine Bank setzen, auf der ihm bald kalt wurde. Dann wurden die Schmerzen schon an der Haustür unerträglich. Er fluchte und legte sich in den Vorgarten hinter eine Tanne, wo man ihn vom Schlafzimmerfenster aus nicht sehen konnte. Dort blieb er eine halbe Stunde lang liegen und dachte an die großen Ketten in der Stadt, die ihm das Geschäft so schwer machten.

Als er schließlich aufstehen konnte, war Eva schon in der Küche und hatte die Kaffeemaschine angeworfen.

»Du Armer«, sagte sie, »du müsstest dich einmal richtig auskurieren. Ganz ohne Stress.«

»Mir geht's gut«, erwiderte er ungehalten, »kann mich nicht beklagen.«

»Hans. Ich hab dich doch gerade im Garten liegen sehen.«

»Ach ja? Da war jemand im Garten? Ist ja noch schöner. Die spionieren uns aus! Jetzt ist es so weit. Jetzt sind die sogar schon im Garten.« Er schnaubte verächtlich, ging dann aber langsam nach oben, ohne das Thema zu vertiefen.

Mittags schleppte er sich mit Mühe in den Laden, schrie dort die Fernseher an. Die Schmerzmittel halfen überhaupt nicht. Ihm kam der Gedanke, dass die Schmerzen von dem Laden kamen. Vielleicht war er inzwischen so sehr damit verwachsen, dass es ihm in die eigenen Glieder ging, wenn der Laden nicht mehr gut lief.

Wieder ging er zum Hausarzt, der seine erste Diagnose nun überdenken musste.

»Sind Sie in letzter Zeit von Zecken gebissen worden?«, fragte er als Nächstes.

»Ja«, antwortete Sauerle, »das passiert mir häufiger.«

»Gab es an der Stelle des Zeckenbisses jemals einen Ausschlag oder eine kreisförmige Rötung?«

»Nein«, antwortete Sauerle wahrheitsgemäß, »und gegen Hirnhautentzündung habe ich mich erst kürzlich impfen lassen.«

»Gut«, sagte der Arzt und folgerte: Borreliose und Hirnhautentzündung waren ausgeschlossen.

Weil der Schmerz am unteren Rücken begann, kam der Hausarzt auf die Idee, es könne sich um eine Gürtelrose handeln. Das ist eine Folgekrankheit von Windpocken. Die Windpocken-Erreger, die sogenannten Varizella-Viren, bleiben nach einer Erstinfektion in der Kindheit lebenslang in den

Nerven und »schlafen«. Durch Stress oder Abwehrschwäche können sie aber »aufwachen« und führen dann typischerweise zu einem schmerzhaften Ausschlag mit Bläschen, der an einen Gürtel erinnert.

Sauerle bestätigte, durch die Situation im Laden gestresst zu sein. Dies, folgerte der Hausarzt, könne die Viren »aufgeweckt« haben.

Er schickte Sauerle zur Abklärung zum Haut- und Nervenarzt. Beide waren sich einig: Eine Gürtelrose war es auf keinen Fall. Sauerle hatte nicht einmal Bläschen auf der Haut. Außerdem wechselten seine Schmerzen ständig den Ort.

Verzweiflung

Inzwischen war Sauerle krankgeschrieben, was ihm als Selbständigem jedoch wenig half. Mehrere Wochen lang blieb er zu Hause und grübelte vor sich hin, während er gleichzeitig versuchte, die Schmerzen zu ertragen. Er fühlte sich wütend und enttäuscht und legte die Rechnungen, die er noch zahlen musste, neben das Sofa auf einen Stapel.

Seine Frau half im Laden aus, konnte aber bei Reparaturen nur an einen Elektriker aus dem Nachbarort verweisen und hatte sich in das eben angelaufene Onlinegeschäft noch nicht richtig eingearbeitet.

Sauerle rief seinen Sohn Thorsten an, der weit weg, in Berlin, Physik studierte, bat ihn, ein bisschen auszuhelfen.

»Ich habe wirklich keine Zeit«, sagte Thorsten.

Sauerle wollte seinen Sohn nicht anbetteln, bettelte dann trotzdem, schließlich gerieten sie in Streit, bis Thorsten der Satz rausrutschte: »Irgendwann musst du den Laden sowieso dichtmachen.«

Sauerle lag die meiste Zeit auf dem Boden neben dem Sofa. Dort schien er die Schmerzen noch am ehesten ertragen zu können.

Acht Wochen vergingen, er konnte keinen einzigen Tag in den Laden. Seine finanziellen Rücklagen schwanden, er konnte den Kredit auf das Haus nicht mehr bedienen.

Eva sagte: »Ich habe es dir doch schon oft genug gesagt. Du hast zu viel Sport gemacht. Irgendwann halten die Gelenke das nicht mehr aus.«

Einmal sagte sie auch: »Das hast du nun davon.«

Nicht mehr laufen zu können quälte ihn am meisten. Beim Laufen bekam er den Kopf immer frei, doch neben dem Sofa beherrschten ihn Zweifel und Angst. Wie sollte er den Laden halten? Wer brauchte überhaupt noch einen Elektroladen? Wie sollte er diese Schmerzen noch länger ertragen?

Das Einzige, was ihm ein bisschen Erleichterung verschaffte, war die Vorstellung, irgendein mächtiger Konzern sei hinter ihm her und wolle ihn als Konkurrenten ausschalten.

Eines Morgens dachte er darüber nach, nicht mehr aufzustehen. Er überlegte, sich im Wald einen Strick zu nehmen, malte sich aus, wie man ihn finden würde.

Vielleicht, dachte Sauerle, war er irreparabel. Wie die Fernsehgeräte, die man auf den Sperrmüll warf, weil die Reparatur viel teurer war als ein neues Gerät. Ihm wurde übel bei diesem Gedanken.

Sauerle starrte lange gegen die Wand neben dem Bett, regungslos, um den Schmerz nicht zu spüren. Der Gedanke war noch nie so real gewesen. Er wusste: Lange konnte er diesen Schmerz nicht mehr ertragen.

Eine neue alte Spur

Der engagierte Hausarzt schickte Herrn Sauerle schließlich zu mir.

Sauerle fuhr mit dem Zug aus dem Schwarzwald nach Marburg. Seine Frau hatte ihn mit dem Auto bringen wollen, doch im Zug konnte er wenigstens aufstehen und langsam herumlaufen.

Schon im Wartezimmer krümmte er sich vor Schmerzen, behauptete aber zunächst, sie seien nicht besonders schlimm.

Das Symptom »Schmerzen« ist ein Puzzleteil, das stark vom subjektiven Empfinden des Patienten abhängt.

Ein Puzzleteil, das unterschiedlich geformt ist, je nachdem, wer es in die Hand nimmt, ist natürlich problematisch. Deshalb wird in den meisten Kliniken seit einiger Zeit ein Hilfsmittel benutzt, um aus dem individuellen Schmerzempfinden etwas zu machen, das sich besser vergleichen lässt: die sogenannte Schmerzskala von null bis zehn. Null bedeutet gar keinen Schmerz, zehn ist der schlimmste Schmerz, den man sich überhaupt vorstellen kann. Auch wenn es natürlich Zeitgenossen gibt, bei denen jeder noch so geringe Schmerz bereits mit 15 beginnt, hat sich die Skala bewährt. Mit den Zahlen lässt sich viel besser kalkulieren als mit ungefähren Angaben wie: »Es tut weh«, »Es tut sehr weh« oder »Hier empfinde ich einen leichten Schmerz«.

Einen wehleidigen Eindruck machte Sauerle auf mich nicht.

»Wie stark sind die Schmerzen?«, fragte ich.

Er antwortete: »Nicht besonders stark. Es geht eigentlich.«

Auf der Schmerzskala beschrieb er seine Schmerzen dennoch mit »8–10«. Sie mussten also tatsächlich sehr stark sein.

Er berichtete mir auch, dass er nicht mehr laufen konnte. »Das ist das Allerschlimmste«, sagte er.

»Laufen Sie viel im Wald?«, fragte ich.

»Ja. Im Wald, über Felder und manchmal auch querfeldein«, sagte er.

Ich dachte sofort an Zecken.

»Wurden Sie in letzter Zeit von Zecken gebissen?«, fragte ich.

»Ja, aber das ist schon einige Monate her«, antwortete Sauerle, »aber gegen Hirnhautentzündung bin ich zum Glück geimpft. Außerdem ist die Stelle nie rot geworden. Darauf habe ich immer geachtet.«

Viele Menschen stecken Borreliose und Hirnhautentzündung, die sogenannte Frühsommermeningoenzephalitis (FSME) durch Zecken, in einen Topf. Dabei handelt es sich um zwei ganz verschiedene Erkrankungen. Gegen die virale Frühsommermeningoenzephalitis, die man landläufig als Hirnhautentzündung bezeichnet, kann und sollte man sich impfen lassen. Borreliose wird jedoch nicht durch Viren verursacht. Ein Impfstoff gegen Borreliose ist bislang leider noch nicht gefunden worden.

Typisch für Borreliose ist eine Rötung der Bissstelle, eine sogenannte Wanderröte. Sie ist ein recht typisches, aber kein zwingendes Merkmal. Was viele nicht wissen: Bei bis zu jeder zweiten Borreliose-Infektion tritt gar keine Rötung auf. Zudem kann der Zeckenbiss an einer Stelle erfolgen, wo der Betroffene selbst nur unter größeren Verrenkungen etwaige Hautveränderungen sehen kann. Aber selbst wenn eine Rötung auftritt, ist sie manchmal so blass, dass sie gar nicht weiter auffällt. Die Krankheit äußert sich zudem erst Wochen oder Monate nach dem Biss, der dann häufig schon lange vergessen ist. Es kommt zu heftigen Schmerzen im Körper, zu Lähmungen oder Gelenkbeschwerden.

Eine Borreliose-Erkrankung war demnach bei Sauerle keineswegs ausgeschlossen. Ganz im Gegenteil, er wusste ja selbst, dass er von Zecken gebissen worden war. Er musste getestet werden.

Leider ist ein Borreliose-Test nicht so einfach wie ein Schwangerschaftstest. Die zuständigen Diagnostikahersteller, Fachgesellschaften und Gesundheitspolitiker haben es bislang bedauerlicherweise versäumt, für klare und in jedem Einzelfall belastbare Testverfahren zu sorgen.

Es gibt momentan Dutzende teils widersprüchlicher Bluttests, was natürlich ein kaum haltbarer Zustand ist. Eine Krankheit kann nicht abhängig vom Testsystem sein, mit dem sie analysiert wird. Es ist schwer zu sagen, was schlimmer ist: ein falscher positiver (also Verdacht auf Borreliose, obwohl keine vorliegt) oder ein falscher negativer Test (also Ausschluss von Borreliose, obwohl sie vorliegt).

Im ersten Fall zeigen Patienten Symptome wie chronische Muskel- oder Kopfschmerzen, die tatsächlich bei Borreliose auftreten können, jedoch auch bei vielen anderen Krankheiten – Fibromyalgie, Rheuma, Multiple Sklerose, chronisches Erschöpfungssyndrom oder Migräne. Geht man trotzdem fälschlicherweise von Borreliose aus, dann wird nicht nur unnötigerweise mit Antibiotika behandelt, sondern auch die tatsächliche Ursache nicht frühzeitig genug erkannt und behandelt.

Im zweiten Fall ist es dann die Borreliose, die nicht richtig erkannt und nicht schnell genug behandelt wird.

Deshalb ist bei Borreliose eine korrekte und sorgfältig kontrollierte Labordiagnostik ebenso unerlässlich wie eine ausführliche Anamnese. Die Laborwerte allein sind nämlich oft erst in Kombination mit den entsprechenden Beschwerden aussagekräftig. Klagt ein Patient über wandernde Schmerzen und kann sich an einen vorangegangenen Zeckenbiss gar noch mit einer Wanderröte erinnern, dann spricht solch ein Befund für Borreliose. In diesem Fall sollte man keine Zeit verlieren. Dennoch wäre hier die Bestimmung von IgM- und IgG-Antikörpern gegen Borrelien sinnvoll. Lassen sich IgG-Antikörper nachweisen, bedeutet dies, dass der Patient bereits einmal Kontakt mit Borrelien hatte. Sind die IgG-Antikörper dagegen noch negativ, das heißt nicht nachweisbar, dann spricht ein erhöhter IgM-Antikörper-Wert für eine recht frische Infektion, die gerade noch im Gange ist.

Durch den Einsatz molekularbiologischer Verfahren (genannt Polymerase-Kettenreaktion = PCR), mit denen die Erbinformation der Borrelien nachgewiesen werden kann, gibt es heute zudem völlig neuartige Diagnosemöglichkeiten, mit deren Hilfe man sogar aus der asservierten Zecke heraus nachweisen kann, ob diese mit Borrelien infiziert ist.

Da sich Sauerle selbst an einen Zeckenbiss erinnern konnte, war die Diagnose bei ihm einfacher. In seinem Blut fanden wir IgM-Antikörper. Er hatte sich also kürzlich mit Borreliose infiziert. Wir verordneten ihm umgehend eine dreiwöchige Antibiotikainfusion, die vom Hausarzt gegeben wurde. Noch vor Ende der Therapie hatte er kaum noch Schmerzen.

Weil keine Wanderröte vorhanden war, hatte der eigentlich sehr engagierte Hausarzt also zu schnell Borreliose ausgeschlossen. Ärgerlich war aber auch das Vorgehen der beiden Fachärzte in Dermatologie und Neurologie. Sie hatten lediglich den vom Hausarzt vermuteten Verdacht auf Gürtelrose ausgeschlossen und sich um weitere Ursachen gar nicht gekümmert. Das ist, als würde man mit einem Auto mit ernsthaftem Motorschaden in die Werkstatt fahren, um dort zu hören: »Also, Scheibenwischerwasser ist auf jeden Fall noch genug da, daran kann es nicht liegen.« Hier würde man sich wünschen, dass der Patient mit seinem Leiden mehr im Mittelpunkt stünde als der Ausschluss einer ohnehin unwahrscheinlichen Verdachtsdiagnose.

Borreliose tritt übrigens in drei Stadien auf: dem frühen, lokalisierten Stadium (Stadium I), dem frühen Stadium der Ausbreitung (Stadium II) und dem späten Stadium (Stadium III). Im Stadium I, der frühen Phase der Infektion, kommt es innerhalb von ein bis zwei Wochen zu einem grippeähnlichen Infekt mit Kopf- und Gliederschmerzen, Fieber und Lymphknotenschwellungen. Sauerle hatte diesem Infekt keine weitere Beachtung geschenkt.

In 50 bis 80 Prozent der Fälle entwickelt sich zu diesem Zeitpunkt auch der für Borreliose typische Hautausschlag: ein flächenhafter oder ringförmiger Ausschlag an der Stelle des Zeckenbisses, der zunächst aussieht wie eine Zielscheibe und sich immer weiter vergrößert – daher der Name Wanderröte (Erythema migrans). Der Ausschlag tut nicht weh, juckt nicht und ist nicht ansteckend.

Wird das Stadium I nicht behandelt, tritt innerhalb von Wochen oder Monaten nach dem Zeckenbiss das Stadium II ein. In diesem Stadium breiten sich die Borrelien im ganzen Körper aus.

Dabei kann sogar das Herz so in Mitleidenschaft gezogen werden, dass manche Patienten wegen AV-Blockierungen, die zu einem sehr langsamen Herzschlag führen, einen Herzschrittmacher benötigen. Im Stadium II kommt es zu quälenden, brennenden Schmerzen an den Austritten der Nerven am Rückenmark und entlang der Nervenverläufe an Armen und Beinen. Es kann zu einem Befall des Nervensystems kommen.

Bei mehr als 90 Prozent der Patienten führt die Neuroborreliose zu Lähmungen sowie Gefühlsstörungen auf der Haut. Oftmals sind Hirnnerven mit betroffen, was eine sogenannte Fazialislähmung auslösen kann. Dabei hängt ein Mundwinkel schlaff herunter, der Betroffene kann auf der gleichen Seite die Stirn nicht mehr runzeln und das Augenlid nicht mehr richtig schließen. Manche nehmen zusätzlich den Geschmack von Speisen nicht mehr richtig wahr.

Das Spätstadium der Borreliose, das Stadium III, kann mehrere Monate bis Jahre nach einer Infektion auftreten. Dabei leidet der Patient vor allem unter immer wiederkehrenden Gelenkschmerzen, und es kann zu chronischen Hautveränderungen kommen, der sogenannten Akrodermatitis chronica atrophicans Herxheimer. Betroffen sind vor allem die Vorderseite der Unterschenkel, die Außenseite der Unterarme und die Handrücken. Die betroffenen Hautstellen sehen zunächst leicht entzündet aus, dann wird die Haut dünn, haarlos und faltig, schließlich derb und dick.

Mit einer gezielten Antibiotikatherapie heilt Borreliose in den meisten Fällen folgenlos aus. Dennoch leidet eine Reihe von Patienten dauerhaft unter Beschwerden wie Muskel- und Gelenkschmerzen, Müdigkeit oder Abgeschlagenheit.

Sauerle war nach der Antibiotikatherapie bald beschwerdefrei. Er konnte auch wieder täglich im Wald laufen und plante, schon im übernächsten Jahr wieder am Marathon teilzunehmen.

Trotzdem war er nicht ganz zufrieden. Denn wegen der langen Krankheits- und Schmerzphase musste er sich mit einer wirtschaftlichen Spätfolge abfinden: Was den großen Onlinehändlern nicht gelungen war, hatten die Zecken schließlich geschafft: »Radio Sauerle« musste Insolvenz anmelden.

Labor gegen Patientin

Die Frau am Telefon hörte sich gar nicht gut an. »Verwechselt. Vertauscht. Ah ja«, schnaubte sie verächtlich.

»Nein«, beeilte ich mich, »ich will Ihnen nichts unterstellen, ich wollte nur sichergehen …«

»Wissen Sie eigentlich, was das hier ist?«

»Ja, natürlich.«

Die Frau schwieg: »Was ist es denn?«

»Na, hören Sie … Ich weiß …« Ich wollte mich nicht mit ihr streiten.

»Das ist hier kein Schullabor, wo Jugendliche mit Chemikalien herummatschen und sich gegenseitig die Sicherheitsbrillen runterreißen, verstehen Sie?«

»Ja.«

»Es ist auch kein Kuhstall, wo ein paar Spritzer Kuhfladen in der Milch keinen Unterschied machen.« Sie schien gerade erst so richtig in Fahrt zu kommen.

»Ja. Okay. Ist schon klar. Habe ich doch auch gar nicht behauptet.«

»Nur damit Sie Bescheid wissen: Wegen unserer Befunde gehen Menschen ins Gefängnis, und zwar manchmal lebenslänglich. Wir achten sehr, sehr genau darauf, die Befunde nicht zu vertauschen. Das können wir uns keinesfalls leisten. Unser Labor lügt nicht.«

»Verstehe.«

»Und solche Unterstellungen, werter Kollege, kommen für uns einem Rufmord gleich. Und da behalten wir uns Schadenersatzklagen vor. Habe ich mich klar ausgedrückt?«

»Ja. Tut mir leid. Ich habe hier eben einen schwierigen Fall, und ich wollte einfach nur hundertprozentig sichergehen. Ich habe selbst schon im Labor geforscht.«

»Ach so, und da haben Sie Proben verwechselt?«

»Nein, aber ich kann mir vorstellen, dass man manchmal nicht aufpasst …«

»Nur weil Sie Proben verwechselt haben, heißt das nicht, dass wir das hier auch machen. Man soll nicht von sich auf andere schließen.«

»Habe ich ja gar nicht.« Allmählich kam mir die Frau doch etwas unverschämt vor.

»Rufen Sie doch bei einer Geburtsklinik an und fragen dort nach, ob die schon mal Babys vertauscht haben, vielleicht passen die ja auch nicht richtig auf«, schlug sie sarkastisch vor. »Sehen ja sowieso alle gleich aus, oder?«

»Okay. Ich hab's verstanden. Trotzdem vielen Dank.« Kleinlaut legte ich auf.

Das Gespräch zwischen mir und der Laborchefin fand vor vielen Jahren statt, und ich war damals noch etwas naiv. Wenigstens war der Fall Wensdorf nach dem Gespräch gelöst.

Ulrike Wensdorf war einer meiner ersten Fälle in der Marburger Klinik. Sie wurde als Notfall von ihrem Hausarzt zu uns geschickt und litt unter akutem Kaliummangel.

Als sie in die Klinik kam, war ihr Kaliumspiegel bereits auf einen gefährlich niedrigen Wert gesunken. Man konnte ihr keine Beschwerden ansehen, und sie machte äußerlich einen völlig gesunden Eindruck. Mit ihren Enkelkindern auf dem Spielplatz wäre sie als normale Großmutter niemandem weiter aufgefallen, und man hätte ihr ohne weiteres zugetraut, mit aufs Klettergerüst zu steigen. Doch sie befand sich in einem lebensbedrohlichen Zustand.

Ein Mangel an Kalium kann lebensbedrohliche Herzrhythmusstörungen und sogar einen Herzstillstand auslösen, deshalb musste sie so schnell wie möglich behandelt werden. Frau Wensdorf wurde sofort stationär aufgenommen.

Sie war eine korpulente, herzliche Frau im Alter von 66, deren Augen immer ein wenig zugekniffen aussahen. Sie war selbst begierig, die Ursache ihres Kaliummangels zu erfahren, und hatte große Angst, es könne ein Problem mit ihrem Herzen dahinterstecken.

Sie sprach recht laut und redete ein wenig geschwollen. »Ich begebe mich in Ihre Obhut«, sagte sie zum Beispiel, oder: »Herr Doktor, machen Sie mich gesund!«

Damit sich ihr Wert rasch erhöhte und in den Normalbereich stieg, verabreichten wir ihr als Erstes Kalium intravenös. Die akute Gefahr eines Herzstillstands war dadurch zunächst gebannt, und meine anfängliche Nervosität legte sich. Ich konnte mich nun in Ruhe auf die Suche nach der Ursache machen.

Ein zu niedriger Kaliumspiegel – man bezeichnet dies als Hypokaliämie – gehört nämlich zu den etwas schwierigeren Puzzleteilen. Das fertige Bild kann sehr unterschiedlich aussehen.

Kaliummangel kann zum Beispiel im Rahmen einer Magen-Darm-Grippe nach heftigem Erbrechen und Durchfall auftreten.

Zusammen mit erhöhtem Blutdruck kann es auch ein Hinweis auf das sogenannte Conn-Syndrom sein. Dabei wird durch eine Störung der Nebennierenrinde vermehrt das Hormon Aldosteron ausgeschüttet, das wiederum zu einer vermehrten Ausscheidung von Kalium führt.

Auch durch einseitige Ernährung oder Medikamente kann der Kaliumspiegel bedrohlich gesenkt werden.

Bei Frau Wensdorf schien die Sache komplizierter zu sein. Hohen Blutdruck hatte sie nicht, damit rückte das Conn-Syndrom erst mal nach hinten. Von einer Magen-Darm-Grippe hatte sie auch nichts berichtet, und dass sie keine Medikamente nahm, hatten wir gleich nach der Aufnahme abgeklärt.

Über ihre Ernährungsgewohnheiten wusste ich dagegen noch nichts, deshalb beschloss ich, mir am nächsten Tag ein Bild von ihrem Lebensumfeld und ihrer Lebensweise zu verschaffen. Das war bisher immer sehr hilfreich gewesen. Vielleicht hatte sie irgendeinen Spleen in der Ernährung, der zu dem Mangel führte.

Am Essen liegt es nicht

Frau Wensdorf verbrachte die Nacht in der Klinik, währenddessen wurde ihr Kaliumspiegel mehrfach überprüft.

Am nächsten Morgen sah ich mir die Aufzeichnungen an und kam ins Grübeln. Der Kaliumwert war während der Nacht stark gesunken. Er hätte nach der Infusion viel höher liegen müssen. Das konnte ich mir nicht erklären.

Bei der Visite saß sie aufrecht in ihrem Bett und las in einer Ausgabe einer Kochzeitschrift. Auf ihrem Nachttisch lag ein ganzer Stapel davon.

»Sind interessante Rezepte drin?«, fragte ich, mehr als Aufhänger denn aus echtem Interesse.

»Das kann man wohl sagen«, antwortete sie, »hier ist zum Beispiel eine herrliche Käsetorte mit Streuseln beschrieben. Schauen Sie mal!« Sie hielt mir die Zeitschrift mit der Abbildung vor die Nase.

»Die sieht wirklich gut aus«, bestätigte ich.

»Herrlich, sage ich nur, herrlich. Herr Doktor, können Sie mir für den Nachmittag so ein Stück Käsetorte besorgen?« Sie hielt meinen Unterarm fest und drückte ihn.

»Nein«, entgegnete ich ein wenig verwundert, »also es gibt eine Cafeteria, aber ich empfehle Ihnen dringend …«

»Aufhören!«, brauste sie auf, ließ mich los und winkte mit der anderen Hand ab. »Herr Doktor! Nun sagen Sie schon! Was sind die Ursachen meiner Beschwerden? Ist es das Herz?«

»Für eine abschließende Diagnose brauchen wir noch mehr Informationen«, erwiderte ich möglichst sachlich.

»Ach du lieber Gott«, jammerte sie sofort, »es ist also das Herz! Mein altes, schwaches Herz! Ich habe es immer gewusst!«

»Nein, das ist nicht gesagt. Aber es könnte an Ihrer Ernährung liegen. Sie kochen zu Hause selbst?«

»Ja, selbstverständlich!«, rief sie, schon wieder aufbrausend. »Was glauben Sie denn? Ich mach mir doch keine Tüte von Maggi-Fix auf. Eine Wensdorf kocht immer alles frisch! Herr Doktor!«

»Da hat Ihr Mann aber Glück.«

»Mein lieber Mann ist schon vor sechs Jahren heimgegangen«, erklärte sie, und ich kam mir vor, als könnte ich kein Fettnäpfchen auslassen. »Gott hab ihn selig. Er war ein ganz lieber Mann. Herzensgut.«

»Frau Wensdorf, das tut mir sehr leid«, sagte ich, wieder möglichst sachlich und ruhig, »aber noch mal zur Ihrer Ernährung: Sie essen viel Gemüse?«

»Ach, daher weht also der Wind! Der Herr Doktor will mich schelten, weil ich zu viel nasche! Weil ich zu viel Zucker esse, stimmt's? Ach, ich kann nicht anders. Es lässt sich leider nicht verbergen. Es ist mein Schicksal. Ich weiß.« Kaum merklich wies sie auf das Tischchen neben dem Bett, auf dem eine kleine Pralinenschachtel stand. Sie schien plötzlich alle Energie verloren zu haben. »Ich weiß es doch«, seufzte sie.

»Nein, nein«, sagte ich, »darum geht es gar nicht. Solange Ihre Ernährung einigermaßen abwechslungsreich ist, hat das mit dem Kaliumspiegel nichts zu tun. Ein paar Pralinen schaden da nicht.«

Ich kontrollierte nochmals ihren Blutdruck, aber der war so weit normal. Das Conn-Syndrom war es nicht, so viel stand fest. Etwas entmutigt verließ ich ihr Zimmer und grübelte weiter. Woran lag es dann?

Ursachenforschung

Im Prinzip sind die Schritte, die ein Arzt bei der Ermittlung durchführt, immer gleich. Man nimmt die führenden Beschwerden (die der Patient äußert) sowie die Symptome (die der Arzt findet) und versucht diese einer passenden Diagnose zuzuordnen.

Kommt beispielsweise ein Patient mit **Bauchschmerzen**, dann wird der Bauch angesehen (sind bereits äußerliche Symptome festzustellen?), abgehört (sind die Darmgeräusche normal, haben sie einen fast schon metallischen Klang oder sind sie gar gänzlich verstummt, so dass man überhaupt keine Darmgeräusche mehr hören kann?) und natürlich auch abgetastet (sind durch Druck Schmerzen oder Abwehrspannungen auszulösen? Gibt es Anzeichen für einen Tumor?). Danach muss geklärt werden, was der Patient gegessen hat und ob die Beschwerden zeitlich im Zusammenhang mit der Nahrungsaufnahme stehen. Wo genau sind die Schmerzen lokalisiert? Seit wann genau treten sie auf? Hierbei ist natürlich auch von Bedeutung, ob der Patient über Fieber, Durchfall oder Übelkeit klagt. Daraufhin kann meistens schon eine Anfangsdiagnose erfolgen, die allerdings gegebenenfalls noch durch weitere Untersuchungen wie Blutbild, Entzündungswerte, Ultraschall, Röntgenbild oder sogar eine Computertomographie (CT) bestätigt werden muss. Während dieser Untersuchungen gilt die Arbeitsdiagnose, die allerdings immer wieder hinterfragt und überprüft werden muss, bis schließlich eine belastbare Abschlussdiagnose gestellt werden kann. Hat ein Patient beispielsweise rechtsseitigen Unterbauchschmerz, der bei Berührung schmerzt, und zudem leichtes Fieber (rektal mehr als axillär) sowie im Blutbild bestätigte Entzündungswerte, dann ist die Wahrscheinlichkeit sehr hoch, dass es sich um eine Blinddarmentzündung handelt.

Bei **Gelenkschmerzen** dagegen kommt es darauf an, zu welcher Tageszeit sie am stärksten sind – morgens beim Aufstehen (wie bei Rheuma) oder abends beim Zubettgehen (wie bei einer Arthrose). Dann wird überprüft, ob es große oder kleine Gelenke sind, die betroffen sind, ob das Gelenk geschwollen oder überwärmt ist (wie bei einer Entzündung), ob im Vorfeld eine Injektion durchgeführt wurde oder eine Verletzung vorlag. Bei Gelenkschmerzen kommt es vor allem auf die Lokalisation an. Ein geschwollenes, überwärmtes Großzehengrundgelenk wäre zum Beispiel ein Hinweis auf eine Gicht. Letztendlich ist aber auch ein Röntgenbild wichtig, um uns zu zeigen, ob es sich um eine mechanische Beschädigung des Gelenks handelt. Im Labor wird die Harnsäure überprüft, die ein Hinweis auf Gicht sein kann, sowie die Entzündungswerte und gegebenenfalls Antikörper gegen Borrelien sowie unter Umständen auch Autoantikörper. Auch die Hinzunahme eines Orthopäden oder eines Rheumatologen kann erforderlich sein, um zu klären, woher die Schmerzen kommen.

Bei **Kopfschmerzen** ist es von zentraler Bedeutung, unter welchen Umständen die Beschwerden begonnen haben, wo sie lokalisiert sind und ob eine äußere Krafteinwirkung, zum

Beispiel ein Sturz, Unfall oder eine Schlägerei, stattfand. Wichtig ist auch, wohin der Schmerz ausstrahlt und wie stark er ist. Gibt es neurologische Ausfälle wie einen Gedächtnisverlust? Besteht eine Nackensteife oder Fieber? Gerade das, was Patienten oft als Bagatelltrauma einschätzen, zum Beispiel nach einem vermeintlich leichten Fahrradsturz, kann entscheidend sein. Im Zweifelsfall muss ein CT durchgeführt werden, um eine Blutung im Kopf mit Sicherheit ausschließen zu können.

Wohin geht nur all das Kalium

Bei Frau Wensdorf kam ich mit dieser normalen Vorgehensweise jedoch überhaupt nicht weiter, denn ich konnte mir die Schwankungen ihres Kaliumwertes einfach nicht erklären.

Den ganzen Tag über bekam sie zusätzlich Kalium in Form von Tabletten, und die Werte schienen sich wieder zu stabilisieren. Doch in der folgenden Nacht ging das gleiche Spiel wieder von vorne los, und am nächsten Morgen war das Kalium wieder extrem erniedrigt.

Ich hatte keine Ahnung, woran das liegen konnte, und beschloss, die bisherigen Ergebnisse noch mal gegenzuchecken. Ich starrte auf die Werte, prüfte mehrmals, ob ich mich nicht in der Zeile geirrt hatte, und beriet mich mit der zuständigen Nachtschwester. Doch alles war ordnungsgemäß abgelaufen. An den Messgeräten lag es jedenfalls nicht. Mehr noch, das Kalium im Blut war zwar sehr niedrig, im Sammelurin dafür sehr hoch. Das passte alles nicht zusammen.

Mir fiel nichts Besseres ein, als mit Frau Wensdorf noch mal den Anfangsfragebogen durchzugehen. Vielleicht hatte sie eine Vorerkrankung oder eine erbbedingte Neigung, bestimmte Ernährungsgewohnheiten oder Medikamente nicht angegeben.

Als ich ihr Zimmer betrat, rief sie: »Ich bin unschuldig, Herr Doktor!«, und zeigte mir dann in derselben Zeitschrift einen Apfelkuchen vom Blech, der »herrlich« und »köstlich« aussehe.

»Wie sieht es mit Vorerkrankungen bei Ihnen aus?«, fragte ich, diesmal ohne auf den Apfelkuchen einzugehen.

»Die Wensdorfs sind immer gesund gewesen«, antwortete sie. »Der Tod hat uns stets plötzlich getroffen. Meine Mutter ist an einem Herzschlag gestorben, mein Vater vom Baum gefallen.« Sie schnipste mit den Fingern. »Das ging immer schnell. Bei uns hat niemand gelitten.«

»Hatten Sie schon mal ähnliche Probleme mit dem Kaliumspiegel?«, bohrte ich weiter.

»Nein. Kalium? Ich kenne nur Kalzium. Da ist mir nichts weiter bekannt. Aber es ist ja wahrscheinlich das Herz.«

»Medikamente nehmen Sie keine?«

»Nein, ganz bestimmt nicht. Ich habe immer ganz wenig geschluckt. Nur das Nötigste und wenn es einfach nicht anders ging.«

»Gut.«

»Herr Doktor, ich sag's Ihnen gleich: Ich nehme nicht alles, was man mir verschreibt. Ich lese den Beipackzettel immer gut durch, und wenn mir das nicht gefällt, dann schmeiße ich die Tabletten weg. Eine Wensdorf nimmt nicht einfach irgendwas ein, das sage ich Ihnen.«

»Es reicht, wenn Sie das Kalium nehmen«, sagte ich und verließ ihr Zimmer noch ratloser als vorher.

Die Schwestern fragte ich, ob man den Namen »Wensdorf« eigentlich kennen müsse. »Hab ich vorher noch nie gehört«, sagte eine.

Zwei Tage lang ging es so weiter. Vormittags erzählte sie mir von einem neuen, jeweils »herrlichen« Kuchenrezept, nahm ihre Kaliumtabletten, doch bis zum nächsten Morgen sank ihr Kaliumwert stets rapide. Bevor sich der nicht stabilisiert hatte, konnten wir sie unmöglich entlassen.

An den Nachmittagen wurde sie von ihrem Sohn Peter besucht, einem schmächtigen, vornehm gekleideten Mann im Alter von ungefähr Mitte vierzig. Auch im Gespräch mit ihm kam ich dem Rätsel nicht auf die Spur. Er sprach leise und zögernd und wirkte im Gegensatz zu ihr sehr viel schüchterner. Er schien jedoch sehr um seine Mutter besorgt zu sein, da er sich, wie mir die Schwestern berichteten, stets im Voraus nach dem Nährwert des Klinikessens erkundigte und mehrmals täglich nach einem möglichst »milden« Kräutertee fragte.

Am dritten Nachmittag begegnete er mir im Klinikfoyer. Er trug einen schwarzen Nadelstreifenanzug, ein leuchtend weißes Hemd und eine rote Krawatte. In der einen Hand hatte er einen üppigen, sehr schönen Blumenstrauß, in der anderen eine Pralinenschachtel. Es war dieselbe Sorte, die bei Frau Wensdorf schon auf dem Nachttisch stand. Er schien in Eile zu sein und drängte sich an mir vorbei, ohne mich wahrzunehmen.

»Netter Sohn«, sagte ich später zu einer Schwester, »der ist ja wirklich engagiert.«

Die Schwester sah mich mit hochgezogenen Brauen an: »Das ist nicht ihr Sohn.«

»Nein?«

»Das ist ihr Verlobter.«

»Oh. Wirklich? Damit hatte ich gar nicht …«

»Er heißt ja nicht mal Wensdorf.«

»Stimmt.« Dieses Detail hatte ich zwar bemerkt, aber nicht weiter beachtet. Schließlich konnte ihr Sohn mit neuem Namen verheiratet sein, oder sie hatte nach dem Tod ihres Mannes ihren alten Mädchennamen wieder angenommen.

»Wollen im Sommer heiraten«, fuhr die Schwester fort, »hat sie mir selbst erzählt.«

»Aha.« Anscheinend hatte Frau Wensdorf ihre geplante Hochzeit bereits allen Schwestern mitgeteilt. An mir jedoch war das alles völlig vorbeigegangen. Mir schienen dies auch nur private Informationen zu sein, die für die Lösung des Falls nicht relevant waren.

»Dann sucht sie in den Zeitschriften nach einem passenden Hochzeitsmahl, oder wie?«, fragte ich beiläufig.

»Ach«, machte die Schwester, »die Zeitschriften hat sie doch nur wegen der Diäten da drin besorgt.«

»Seit wann sind in Kochzeitschriften Diäten?«

»Sie lesen die wirklich nicht, oder?«, sagte die Schwester und lachte. »Mir hat sie jedenfalls schon mehrfach von den Diäten vorgeschwärmt. Bis zur Hochzeit will sie zwanzig Kilo runter haben. Sie meinte, das solle ich auch mal probieren. Apfelschalen-Diät, Joghurt-Diät, Kreide-Diät, alles Mögliche. Aber das ist für mich nichts. Danke schön.«

»Ah«, nickte ich. Über Diät hatte Frau Wensdorf mit mir überhaupt nicht gesprochen. Mir fielen die Medikamente wieder ein. Abführ- oder Entwässerungsmittel, die manche Menschen fatalerweise zur Diätunterstützung verwenden, können typischerweise den Kaliumspiegel senken. Man bezeichnet diese Mittel als Diuretika und Laxantien. Sie aktivieren das sogenannte Renin-Angiotensin-Aldosteron-System (RAAS), was zu einem sekundären Hyperaldosteronismus und dadurch, ähnlich wie beim Conn-Syndrom, zu einer Hypokaliämie, also einem schweren Kaliummangel, führen kann.

»Könnte es sein, dass Frau Wensdorf zur Diätunterstützung eigenständig Abführtabletten und Diuretika einnimmt, ohne dies bei uns anzugeben?«, dachte ich laut.

»Tja.« Die Schwester überlegte. »Möglich ist alles. Ausschließen kann man es jedenfalls nicht. Ich hab schon Lungenkrebspatienten gesehen, die im Nachttisch ihre Zigaretten versteckt hatten.«

Ein Fall für die Toxikologie

Ich fühlte mich wie ein Detektiv, der endlich den entscheidenden Hinweis bekommen hat, und lief zu Frau Wensdorf ins Zimmer.

»Herr Doktor!«, rief sie. »Sie kommen mit schlechten Nachrichten?«

»Nicht direkt.«

»Sagen Sie schon! Nein, ich kann das nicht länger ertragen! Spannen Sie mich nicht länger auf die Folter! Es ist das Herz, ich weiß es doch schon.« Mit einer Hand bedeckte sie ihr Gesicht. Es sah fast aus, als würde sie schluchzen.

»Frau Wensdorf«, begann ich ruhig, »ich muss Sie noch mal etwas fragen.«

»Fragen Sie! Ach, fragen Sie ruhig! Mich kann sowieso nichts mehr umhauen!«

Ich fühlte mich etwas unwohl. Eigentlich gehört es nicht zur Arbeit eines Arztes, jemanden zu verhören, aber ich musste sichergehen. »Nur, damit das für die Diagnose ganz klar ist«, sagte ich möglichst freundlich, »nehmen Sie eventuell heimlich Abführmittel oder Wassertabletten?«

Ihre Hand fiel von ihrem Gesicht, und sie sah mich entrüstet an. »Heimlich? Herr Doktor, ich? Wie kommen Sie denn auf so was?«

»Das wäre ja nichts Illegales. Wir müssen es halt nur wissen. Sonst können wir Sie einfach nicht richtig behandeln.

Eine Kalium-Unterversorgung sollte man nicht auf die leichte Schulter nehmen.«

»Wollen Sie etwa behaupten, ich hätte Sie angelogen? Sie klagen mich an? Da kriege ich ja fast einen Herzstillstand!« Ihre Stimme war voll ehrlicher Empörung. »Ich lüge doch einen Doktor nicht an! Eine Wensdorf lügt überhaupt nicht! Und wenn es das Letzte ist, was sie tut!« Demonstrativ nahm sie sich eine der Zeitschriften vom Stapel und sah beleidigt hinein.

»Gut, okay. Ich wollte das nur noch mal hundertprozentig sicher von Ihnen wissen. Dann wäre das ja geklärt. Entschuldigen Sie.«

Enttäuscht verließ ich ihr Zimmer. Die Einnahme von Abführmitteln hätte alles so leicht erklärt. Ich war plötzlich verunsichert. Was Diagnosen betraf, war ich zu der Zeit natürlich ohnehin ein wenig unsicherer als heute.

Heute würde ich sagen: Ich befand mich als junger Assistenzarzt im Stadium der »begründeten Unsicherheit«. Man kann die Diagnosesicherheit von Ärzten in vier Kategorien einteilen: »begründete Unsicherheit« (Kategorie I), »unbegründete Sicherheit« (Kategorie II), »begründete Sicherheit« (Kategorie III) und »unbegründete Unsicherheit« (Kategorie IV).

Dabei handelt es sich nicht um zeitliche Stadien, doch jeder angehende Arzt durchläuft notwendigerweise die erste Kategorie. Das bedeutet: Er verfügt noch nicht über besonders viel Erfahrung, ist sich dessen jedoch bewusst und diagnostiziert deshalb immer ein wenig unter Vorbehalt.

Unter die Kategorien III und IV fallen erfahrene Ärzte, die aufgrund ihres Wissens und ihrer Erfahrung eine sichere Diagnose stellen können, aber sich trotzdem nicht für allwissend halten.

Unbedingt zu warnen ist dagegen vor Ärzten der Kategorie II. Diese Ärzte beziehen ihre Diagnosesicherheit vor allem aus dem Bewusstsein der eigenen Bedeutung, halten sich generell für fehlerfrei und sind für gegenteilige Symptome oder Meinungen nicht empfänglich. Wenn der junge Arzt einen guten Lehrer hat, dann mag er durchaus die Stufe II überspringen – wenn nicht, braucht er eine gute Haftpflichtversicherung und die von ihm betreuten Patienten einen guten Anwalt.

In den folgenden Tagen wiederholten sich die Kaliumschwankungen bei Frau Wensdorf abermals. Ihr Kaliumspiegel sank, obwohl sie die Tabletten vor den wachsamen Augen unserer Stationsschwester einnahm.

Jedoch schien plötzlich die Lösung des Rätsels in Sicht: Eine Nachtschwester hatte den Verdacht notiert, Frau Wensdorf nehme außer den verschriebenen noch »zusätzliche Tabletten unbekannter Herkunft und Wirkung« – sie habe sie mit einem halben Auge im Bad etwas herunterschlucken sehen.

Also doch Abführmittel? Ich konnte mir kaum vorstellen, dass sie mir einfach so ins Gesicht gelogen hatte. Wieso hätte sie das tun sollen? Ihr Verlobter, den ich auf dem Gang abpasste, beteuerte ebenfalls, nichts von Abführmitteln zu wissen, aber er klang nicht ganz so überzeugend wie sie. Während er mit mir sprach, sah er nervös zur Seite und verhaspelte sich mehrfach.

»Nein, sie nimmt nichts ein, nein«, sagte er, und es klang wie eine gesungene Beschwörungsformel.

Mein Zweifel war schließlich geweckt. Ich schickte eine Urinprobe zu einem Medikamentenscreening in ein gerichtsmedizinisches Labor. Diese Einrichtungen sind aufgrund von Kriminalfällen, bei denen Vergiftungen vermutet werden, bestens für umfassende Untersuchungen auf Fremdstoffe gerüstet. Unsere Probe sollte generell auf eingenommene Medikamente, insbesondere Laxantien und Diuretika, also Abführ- und Entwässerungsmittel, hin getestet werden.

Das Ergebnis kam einige Tage später und war eindeutig. Die Probe war voller Rückstände von Abführ- und Entwässerungsmitteln. Jetzt war die große Frage, wie kamen diese Stoffe in unsere Patientin!

Heiße Spur

Den schriftlichen Nachweis des Labors in der Hand wedelnd, ging ich wieder zu Frau Wensdorf.

»Was Sie heimlich tun, geht uns zwar normalerweise nichts an, in diesem Falle aber schon«, sagte ich, »denn solange Sie die Mittel nicht absetzen, wird sich auch Ihr Kaliumwert nicht verbessern. Ich sage Ihnen noch mal: Akuter Kaliummangel kann lebensbedrohlich sein.«

Zu meiner großen Überraschung leugnete sie die Einnahme immer noch.

»Was sind das für komische Werte! Welches Labor soll das sein? Die haben doch bestimmt etwas verwechselt! Herr Doktor, ich lüge Sie nicht an! Wie käme ich denn darauf!«, sagte sie immer wieder. »Ich nehme gar nichts! Ich habe eine weiße Weste! Lassen Sie mich ruhig schwören! Eine Wensdorf lügt nicht!«

Tatsächlich schwor sie dann auf das Leben ihrer – bereits verstorbenen – Mutter und schließlich auf alles, was ihr heilig war.

Wie gesagt: Damals war ich noch etwas naiv. Sie trug ihre Beteuerungen mit solcher Heftigkeit vor, dass ich ihr wieder glaubte. Wieso hätte sie auch lügen sollen?

Mir kam die Idee, dass die Urinproben vielleicht im Labor vertauscht worden waren. Das war unwahrscheinlich, aber es schien mir immer noch wahrscheinlicher, als dass Frau Wensdorf immer noch log.

So kam es zu dem etwas unerquicklichen Gespräch mit der Chefin des gerichtsmedizinischen Labors einer befreundeten Universität.

Noch ratloser ging ich abermals zu Frau Wensdorf ins Zimmer. Ich wollte sie noch einmal gründlich befragen.

»Der Laborbefund ist eindeutig«, sagte ich, ohne sie anzusehen, »es gibt daran keinen Zweifel.«

Sie antwortete nicht. Wenn sie Abführtabletten nahm, mussten diese Tabletten auch irgendwo sein, aber natürlich konnte ich nicht einfach ihre Schränke durchsuchen.

Möglichst unauffällig sah ich mich im Zimmer um. Auf der Fensterbank standen zwei mit Kreppband verzierte lilafarbene Primeln. Auf ihrem Nachttisch lag ein Stapel mit Haushalts- oder Kochheften. Ich ging kurz ins Bad, aber dort fand sich nichts, nur eine ganz normale Zahnbürste.

»Würde es Ihnen etwas ausmachen, wenn ich mal einen Blick in die Schublade werfe?«, fragte ich.

»Nein, gar nicht«, antwortete sie. »Schauen Sie ruhig.«

Mit schlechtem Gewissen zog ich die Schublade auf, doch sie war leer.

Da fiel mein Blick auf die golden glänzende Pralinenschachtel, die neben den Heften lag. Die Schachtel, die ihr Verlobter mitgebracht hatte.

»Darf ich?«, fragte ich und deutete auf die Schachtel. Frau Wensdorf zuckte die Schultern, und ich streckte eine Hand nach der Schachtel auf ihrem Tischchen aus.

»Bedienen Sie sich«, sagte sie unschuldig, sah mich jedoch ein wenig ängstlich an.

»Danke.« Ich griff in die Schachtel. Statt Trüffel befanden sich starke Abführ- und Entwässerungstabletten darin.

»Aha«, sagte ich, »also doch.«

Aber sie wollte noch immer nichts zugeben. »Ach, die meinen Sie?«, sagte sie ungerührt. »Die sind doch nur wegen der Diät, nichts weiter. Ich will abnehmen, wissen Sie, wegen der Hochzeit. Aber die machen nichts. Die sind ganz harmlos, das sind ja eigentlich nur ein paar Vitamine.«

»Frau Wensdorf. Ich bin doch nicht blind. Das sind hochwirksame Entwässerungsmittel.«

»Schauen Sie mich doch an!«, brauste sie auf. »Da sehen Sie, dass sie nicht wirken. Da ist überhaupt nichts drin. Das ist sowieso nur Traubenzucker!«

»Setzen Sie die Tabletten ab«, sagte ich ruhig, »und Ihr Kaliumwert wird sich stabilisieren.«

Sie sah eine Zeitlang beleidigt aus dem Fenster. Dann rief sie plötzlich: »Ach so! Es liegt an den Tabletten! Herr Doktor, wieso haben Sie mir das nicht gleich gesagt? Das kann ich doch nicht wissen!«

»Jetzt wissen Sie es.«

»Dann ist mein Herz also in Ordnung? Das sind ja tolle Neuigkeiten! Tausend Dank!«

In der nächsten Nacht sank ihr Kaliumwert nicht mehr. Wir konnten sie also am nächsten Morgen entlassen. Sie bedankte sich überschwenglich bei allen Schwestern. »Sie haben mich geheilt!«, rief sie aus.

Sie hatte sich bei ihrem Verlobten untergehakt, und ich sah ihr verwundert nach, als sie die Station verließ.

Der Fall Wensdorf lehrte mich natürlich vor allem eins: Es ist ungemein hilfreich, wenn Patienten ihren Arzt nicht anlügen.

Für eine korrekte Diagnose ist die Mithilfe der Patienten manchmal ebenso unerlässlich wie ärztliches Fachwissen.

Modelmaße

Maria Koradt bremste scharf und sprang vom Sattel, noch ehe sie ganz zum Stillstand gekommen war. Kies sprengte auf den Gehweg vor dem Studentenwohnheim. Sie stellte ihre blaue Tasche auf den Boden und schloss ihr Hollandfahrrad neben die rostige, ausgeschlachtete Fahrradleiche, die schon seit Ewigkeiten einen der besten Abstellplätze besetzte.

Sie kam vom Badminton und fühlte sich euphorisch. Ihr Gesicht war noch warm von der Anstrengung, und im Nacken waren ihre Haare noch nass. Sie hatte den Laborbericht mit einem guten Gefühl abgegeben, und die Klausur war sogar besser gelaufen als gedacht. Zum ersten Mal würden die Semesterferien wirklich *Ferien* sein und nicht nur weiterer Stress.

Es war Donnerstagabend, und gleich am Montag wollte sie mit Daniel los nach Kroatien. Sie musste nur noch das Auto von ihren Eltern aus Hamburg holen. Es hatte einige Überredung gebraucht, bis sie bereit waren, ihr den alten Mercedes für ganze sechs Wochen zu überlassen.

Das Studentenwohnheim in Marburg wirkte jetzt schon wie ausgestorben. Nur ein Grüppchen Chinesen aus dem fünften Stock ließ sich vom Lebensrhythmus des Campus überhaupt nicht beeindrucken. Abends war dort meistens jemand in der Küche und kochte. Maria grüßte die chinesischen Studenten im Flur, hatte sich aber noch nie länger mit einem von ihnen unterhalten. Nur Ma Xi, eine schmächtige Kommilitonin aus ihrem Semester, kannte sie ein wenig besser.

Marias Mitbewohnerinnen waren verreist, ihr Apartment war leer. Trotzdem blickte sie nach oben zu den Fenstern, wie sie es immer tat.

In ihrem Zimmer brannte Licht. Sie runzelte verwundert die Stirn, empfand dann aber Vorfreude und Erleichterung. Wenn sie das Licht nicht angelassen hatte, was ihr eigentlich nie passierte, dann war Daniel schon da. Er hatte einen Zweitschlüssel, und sie waren sowieso für später verabredet. Es war noch Wein im Kühlschrank, fiel ihr ein.

Sie schwang sich die Tasche um und nahm immer zwei Stufen auf einmal. Noch im Gehen kramte sie den Schlüssel aus ihrer Hosentasche. Hoffentlich verdarb sie ihm nicht die Überraschung. Sie würde sich auf ihr Sofa fallen lassen, vielleicht noch einen Film angucken, den Wein aufmachen, von der Prüfung erzählen und sich entspannen.

Doch als sie die Tür öffnete, saß nicht Daniel auf dem Sofa, sondern ihre Eltern. Herbert und Mechthild. Daniel saß mit hängenden Schultern den beiden gegenüber, auf dem kleinen, unbequemen Küchenstuhl. Offenbar hatte er die Eltern gebeten vorbeizukommen. Beide Eltern hatten in fast identischer Pose die Hände gefaltet und sahen sie ernst, fast ein wenig mitleidig an. Sie kannte diesen Blick, und sie wusste: Er bedeutete nichts Gutes.

»Hallo Maria«, sagte ihre Mutter.

Maschine statt Mensch

Im letzten Jahrzehnt hat es in der modernen Medizin mehrere Revolutionen und bahnbrechende Entwicklungen gegeben. Eine davon kennen alle Mediziner und greifen mehrmals täglich wie selbstverständlich darauf zurück.

Ich spreche von den modernen Suchmaschinen. Die Art und Weise, wie Ärzte zu einer Diagnose gelangen, kann sich durch sie fundamental ändern. Dies ist bereits in den vergangenen Jahren passiert und wird sich in den nächsten Jahren noch stärker herausstellen.

Vor zehn bis zwanzig Jahren musste sich ein guter Arzt ständig über Neuigkeiten in der Medizin informieren, indem er regelmäßig die neuesten Veröffentlichungen in den Zeitschriften seines Faches verfolgte. Da stand dann schon am Wochenende die Lektüre von vier bis fünf unterschiedlichen Fachzeitschriften auf dem Plan, wenn man auf dem Laufenden bleiben wollte.

Heute ist diese Art der Informationsbeschaffung nur noch von untergeordneter Bedeutung. Man bekommt durch geschickte Auswahl von Suchparametern alles Wissenswerte aus dem jeweiligen Schwerpunkt zugeschickt, und durch intelligente Internetrecherche lässt sich heute das gesamte Wissen der Menschheit im Handumdrehen über ein iPad abrufen. Dies erleichtert dem Arzt nicht nur die Suche nach der Ursache von Beschwerden, sondern wirkt sich auch auf den Klinikalltag aus und hat nicht zuletzt weitreichende Folgen für die hierarchische Struktur eines Krankenhauses.

Früher beruhte die unangefochtene Autorität des Chefarztes zu einem großen Teil auf der Qualität und Quantität seines Wissens. Chefärzte waren meistens sehr gut belesen und hatten außerdem bereits sehr viele Patienten untersucht, konnten also aus einem reichhaltigen Fundus an Erfahrungen schöpfen.

Heute können aber auch junge Ärzte dank E-Books, elektronischer Zeitschriften, Medline, Medscape, Google Scholar, Uptodate, Orphanet und zahlreicher anderer Suchmaschinen und Datenbanken in Sekundenschnelle auf eine riesige Menge an Informationen zurückgreifen. Das Wissen eines

Chefarztes kann also oft nicht mehr mit dem Internet kon-
kurrieren.

Für Chefärzte mit einem stark ausgeprägten Ego sind dies
natürlich nicht nur gute Nachrichten, denn ihre Autorität
wird dadurch in Frage gestellt.

Die Arbeitsatmosphäre unter Ärzten kann dadurch jedoch
langfristig positiv beeinflusst werden. Jüngere, weniger erfahrene Assistenzärzte können und sollten heute das Wissen
ihres Chefs hinterfragen, wenn sie nach ihrer Recherche zu
anderen Schlussfolgerungen kommen als er.

Die freie und sofortige Verfügbarkeit des Wissens ermög-
licht im besten Fall eine offene, diskussionsfreudige Zusam-
menarbeit. Dies löst die Hierarchie in einer Klinik nicht ab.
Am Ende des Tages muss bei schwierigen Entscheidungen
einer die Verantwortung tragen – und das ist und bleibt nun
mal der Chef. Aber die Verfügbarkeit von Wissen belebt die
Diskussion und verbessert die Patientenversorgung.

Der etwas andere Urlaub

Maria ließ die Sporttasche fallen, beugte sich dann zu Daniel
herunter und drückte ihm einen Kuss auf den Mund.

»Mama, Papa, was ist das denn?«, sagte sie. »Was macht ihr
hier? Ist irgendwas Schlimmes passiert?«

»Nein. Nichts Schlimmes. Wir wollten dir nur den Wagen
vorbeibringen«, sagte Mechthild.

»Toll! Das ist ja eine Überraschung. Aber wieso? Ich hätte
ihn doch sowieso spätestens übermorgen abgeholt.«

Ihre Mutter blickte ihr fest in die Augen: »Außerdem wollten wir mit dir reden.«

»Ja. Das müssen wir«, ergänzte ihr Vater.

Daniel sah auf den Boden. Ihm schien die ganze Sache peinlich zu sein. In ihrem Kopf läuteten mit einem Mal sämtliche Alarmglocken. Heftiger als beabsichtigt rief sie: »Und worüber bitte schön?«

»Maria.« Wenn Konflikte drohten, wurde ihre Mutter ganz sanft.

»Vielleicht lassen wir sie erst mal ankommen«, schlug ihr Vater vor.

Maria zischte Daniel an: »Hast du das mit geplant, oder was?« Er zuckte nur hilflos mit den Schultern, was Maria als Eingeständnis wertete. Sie machte zwei Schritte in die kleine Küche, es war nicht viel mehr als eine Kochecke. Um irgendetwas zu tun, nahm sie sich ein Glas aus dem Schrank, ließ Leitungswasser hineinlaufen und trank es in einem Zug aus.

Dann ging sie zurück ins Zimmer und stellte sich herausfordernd vor ihre Eltern. »Okay. Also worüber wollt ihr mit mir reden?«

»Setz dich, bitte«, säuselte Mechthild.

»Ich setze mich erst, wenn ihr mir sagt, worum es geht.«

»Bitte, Maria.«

»Die Prüfung war super. Seid ihr deswegen hergekommen?«

»Nein.«

»Wieso dann?«

»Kannst du es dir nicht denken?« Wieder dieser mitleidige Blick ihrer Mutter. »Komm her, mein kleiner Schatz.« Mechthild stand etwas unbeholfen auf und umarmte sie.

»Was ist denn hier los? Bitte?«, entfuhr es Maria. Aber sie war nicht geistesgegenwärtig genug, um sich aus der Umarmung zu befreien.

Mechthild drückte beide Hände auf ihre Schultern: »Als Erstes sollst du wissen: Wir alle haben dich ganz doll lieb.«

Daniel und ihr Vater nickten zustimmend.

»Aber du kannst so nicht weitermachen.«

»Nein. Das geht nicht«, bekräftigte der Vater.

Fragen, Vorwürfe und Erklärungen gingen Maria durch den Kopf. Trotzdem war sie kaum in der Lage zu antworten. Sie hatte bereits einen Kloß im Hals.

»Ich habe immer gedacht«, fuhr Mechthild fort, »ich hätte dir Selbstbewusstsein mitgegeben. Ich wollte immer, dass du mit dir und deinem Körper zufrieden bist.« Sie seufzte auf. »Aber das ist uns offenbar nicht gelungen.«

»Dabei siehst du doch super aus! Oder, Daniel? Sie sieht doch toll aus!«, warf ihr Vater ein. Daniel rieb mit einem ausgestreckten Zeigefinger auf dem Tisch hin und her.

»Lass, Herbert. Das bringt nichts. Für Komplimente ist es zu spät. Dann macht sie nur weiter so wie bisher. Maria. Wir haben lange Zeit nicht gewusst, wie unsicher du dich fühlst. Wir haben es nicht wahrhaben wollen.«

»Mama …«

»Und ich habe mir vielleicht auch nicht eingestanden, wie eifersüchtig du auf deine Schwester bist. Wenn sie hier wäre, täte ihr das sicher furchtbar leid.«

»Mama, ich bin nicht …«

»Warte. Ich weiß jetzt, wie schwer das für dich gewesen sein muss, als sie in Berkeley angenommen wurde. Und du bist immer noch in Marburg.«

»Mama, verdammt noch mal, darum geht es doch überhaupt nicht! Das hat mit Clara überhaupt nichts zu tun! Außerdem hat Marburg für meine Fächer einen richtig guten Ruf! Mir gefällt diese Stadt, und ich möchte auch nirgendwo anders hin.«

Die Stimme ihrer Mutter klang jetzt schon fast tränenerstickt: »Herzchen, weißt du denn nicht, was du dir antust?«

»An Magersucht kann man sterben«, warf ihr Vater ein.

»Mein Gott, wie oft? Wie oft muss ich es euch noch sagen?

Ich habe keine Magersucht! Ich hatte noch nie Magersucht! Ich werde nie Magersucht haben!«

»Komm her, Herzchen, komm her.« Mechthild hielt in der einen die Hand ihres Vaters, der wiederum eine Hand von Daniel hielt. Die andere streckte sie nach ihr aus. Es erstaunte sie, dass sich ihr Freund so willenlos von ihrer Mutter einspannen ließ. »Komm her und hör bitte zu.«

Ohne darüber nachzudenken, nahm Maria ihre und Daniels Hand. Mechthild sprach langsam und betonte jedes Wort: »Wir wollen, dass du dich in eine Klinik begibst. Es gibt Spezialisten. Es ist eine Klinik für essgestörte Frauen. Da gehst du ab Montag hin.«

Mit einem Ruck riss Maria sich aus dem Kreis los. Sie begann zu weinen. »Was soll ich denn tun? Wie soll ich es euch beweisen? Ihr könnt von mir aus jeden Tag kontrollieren, was ich esse. Ihr könnt mich mit einer Kamera begleiten. Ich habe nichts zu verbergen. Ich esse auf jeden Fall nicht viel weniger als meine Freundinnen.«

Ihre Eltern sahen sie traurig an und schwiegen. Daniel kaute an seinen Fingernägeln.

Schließlich sagte ihr Vater: »Und wieso bist du dann so dünn?« Es war keine Frage, sondern eine Feststellung. Er sprach das aus, was schon seit Jahren immer wieder gegen sie sprach. Das Faktum ihres unerklärlich geringen Gewichts.

»Weiß ich auch nicht. Ich weiß, dass ich dünn bin. Aber ich esse genug. Sag's ihnen doch, Daniel. Ich esse normal. Genauso normal wie du. Oder etwa nicht?«

»Schon.« Er wirkte zerknirscht.

»Wollt ihr einfach mal dieses Wochenende hierbleiben und gucken, was ich alles esse? Dann werdet ihr ja sehen. Wollen wir das machen? Und Montag fahren wir dann in Urlaub?«

Mechthild stieß einen resignierten Seufzer aus. »Das haben wir doch schon hinter uns. Wir können zwar sehen, was du isst. Aber wir wissen nicht, was du dann auf der Toilette machst. Ob du dort alles wieder abgibst ...«

Maria lachte plötzlich auf. »Abgibst? Du meinst auskotzt? Ihr glaubt, dass ich mir nach dem Essen einen Finger in den Hals stecke?«

»Wir können es jedenfalls nicht kontrollieren. Wir wollen es auch gar nicht. Aber in einer Klinik können sie es. Dort wirst du rund um die Uhr betreut. Dort ist schon alles abgesprochen. Wir können dich nicht dazu zwingen. Aber wir glauben, dass es das Beste ist. Oder, Herbert?«

»Ja«, stimmte ihr Vater zu.

»Oder, Daniel?«

»Ja«, sagte Daniel, ohne aufzusehen.

Eine halbe Stunde lang protestierte Maria lauthals. Sie rannte mehrmals zum Wasserhahn in die kleine Küche, öffnete den Wein, trank hastig mehrere große Schlucke und nannte Daniel, der lethargisch auf dem Küchenstuhl saß, einen »elenden Feigling« und »Verräter«.

Dann aber ging ihr Vater nach unten zum Rauchen, und Maria überkam eine bleierne Müdigkeit. Der Tag war schon anstrengend genug gewesen. Der Platz auf dem Sofa neben ihrer Mutter schien verlockender denn je. Sie wusste, dass ein Geständnis der Preis dafür war, in Ruhe gelassen zu werden. Mit einem Mal war sie bereit, diesen Preis zu bezahlen.

»Okay«, sagte sie, »ihr habt ja alle so recht.«

Sie ließ sich aufs Sofa fallen und spürte, wie ihre Mutter sofort zugänglicher wurde. Schließlich legte sie ihren Kopf bei ihrer Mutter auf den Schoß.

»Ach, Herzchen«, sagte ihre Mutter und strich ihr über die Stirn, »das war nicht leicht. Jetzt ist es wenigstens raus. Die werden sich dort gut um dich kümmern.«

»Okay«, hörte Maria sich sagen. Doch in ihrem Kopf reifte bereits ein Plan heran.

Das elfenhafte Kind

Maria war groß, hatte rötliches Haar und helle Haut. Nicht nur wegen ihrer Sommersprossen auf dem Gesicht galt sie als fröhliches Kind. Ihr Haarschopf gab überall einen roten Klecks dazu, sie war übermütig, und wenn sie Lachanfälle bekam, dann schüttelte sich ihr ganzer Körper.

Schon in der Grundschule war sie sehr schlank, aber dort fiel dies nicht weiter auf, ein Lehrer sagte höchstens mal: »Die Maria ist unsere kleine Elfe.«

Wenn sie zu Besuch bei ihrer Oma war, forderte diese sie immer auf, nachzunehmen und noch mehr zu essen, was sie auch tat. »Es schadet dir doch nicht!«, sagte ihre Oma. Dass Maria trotzdem so schlank blieb, kam der Oma nicht problematisch vor, im Gegenteil. Sie sah darin eine Art Wunder, auf welches Maria stolz sein konnte. »Was du essen kannst!«, sagte sie. Oder: »Setzt das denn gar nicht an?«

Erst im Gymnasium, als ihre Oma bereits gestorben war, keimte der Verdacht auf. Ihre Deutschlehrerin sprach ihre Mutter als Erste auf das Thema an. »Traurig«, sagte sie, »aber ein klarer Fall. Es ist heute schwer für heranwachsende Mädchen, mit den Erwartungen zurechtzukommen, die man an sie stellt.«

Mehrere Kinderärzte bestätigten den Verdacht der Deutschlehrerin und empfahlen Spezialisten.

Bald war ein ganzes Regalbrett im Wohnzimmer ihrer Eltern für Ratgeber zu Magersucht und Ernährung reserviert. Mechthild beobachtete sie beim Essen verstohlen und prüfte mehrmals täglich den Mülleimer. Sie verbot ihr, die Toilette mit Raumduft auszusprühen.

Mit ziemlicher Regelmäßigkeit – ungefähr alle drei Monate – eskalierte die Situation. Maria weigerte sich, überwacht zu werden, konnte das Wort »Magersucht« nicht mehr hören, verfluchte das ganze Theater, und Mechthild flehte sie an, endlich ihr Problem zuzugeben. Jedes Mal präsentierte sie neue »Tiefenursachen«: die Eifersucht auf ihre Schwester, angebliches Mobbing in der Schule, der Fernsehkonsum, das herrschende Schönheitsideal, die Schweigsamkeit des Vaters und sogar die Tatsache, dass sie mit einem Kaiserschnitt auf die Welt gekommen war.

Als sie schließlich zum Studium nach Marburg zog, war Maria froh, sich dem sorgenvollen Blick ihrer Mutter endlich entziehen zu können. Mit Verweis auf ihre knappe Zeit und den Studienstress verschob sie in den ersten drei Semestern immer wieder die Besuchsanfragen ihrer Eltern.

Es gehe ihr gut, sagte sie am Telefon, ihr Gewicht sei übrigens normal. Nur, falls das jemanden interessiere. Sie habe jetzt auch einen Freund.

Sie und Daniel besuchten die Eltern ein einziges Mal für ein paar Tage in Hamburg, als draußen Winter war. Dabei trug sie auch in der Wohnung weite Klamotten und darunter mehrere T-Shirts auf einmal. Niemand sprach das Thema »Magersucht« an, obwohl es die ganze Zeit zwischen ihnen stand.

Ihre Eltern bestanden darauf, sie am Montag persönlich zur Klinik zu bringen. Daniel übernachtete das ganze Wochenende bei ihr im Studentenwohnheim. Er kam ihr vor wie ein abgesandter Spion ihrer Eltern, aber sie tat so, als sei sie froh darüber, dass er sich mit ihnen verbündet hatte, um ihr zu helfen.

Ihre Mutter war glücklich darüber, dass sie endlich »Einsicht« zeigte. »Selbsterkenntnis ist der erste Weg zur Besserung«, sagte sie mehrfach anerkennend.

Daniel schien gar nicht traurig zu sein, dass die Reise nach Kroatien nun ins Wasser fiel. Am Samstagabend gingen sie zur Feier der »neuen Einsicht« essen. »Lang zu«, sagte ihr Vater, »du kannst alles bestellen, was auf der Karte ist. Wenn du willst, auch noch Nachtisch. Wir laden dich ein.«

Bevor das Essen kam, entschuldigte Maria sich. Der Eingang des Restaurants lag auf dem Weg zur Toilette und war vom Tisch aus nicht einzusehen. Maria schlich nach draußen, rannte ins Studentenwohnheim und packte dort eilig ihre Sporttasche zusammen. Sie nahm nur das Nötigste mit, Kleidung für eine Woche und ihren Laptop. Auf den Tisch legte sie einen Zettel, ihre Hand zitterte, als sie schrieb: »Lasst mich in Ruhe. Du auch, Daniel. Ich bin nicht magersüchtig.«

Sie hatte Angst, unten bereits eine Tür gehört zu haben. Es würde nicht lange dauern, bis sie ihr nachkamen.

Sie rannte in den vierten Stock, zu den Chinesen. Ma Xi schien überrascht und ein wenig belustigt, stellte aber keine neugierigen Fragen.

»Alle, die ich sonst kenne, sind verreist! Es ist ein Notfall! Und nur für ein paar Tage«, stammelte Maria.

»Komm rein«, sagte Ma Xi. Eine Mitbewohnerin von ihr war ebenfalls verreist, dort konnte Maria wenigstens zwei Wochen lang bleiben.

Vom Fenster aus beobachtete sie mit einer Mischung aus Entsetzen und Abenteuerlust, wie ihre Eltern panisch angerannt kamen und unten im Haus nach ihr riefen.

Als ihre Mutter zum achten Mal anrief, ging sie schließlich ans Telefon. »Mama, hör zu«, sagte sie, vom Klang ihrer eigenen Stimme überrascht. »Ich gehe nicht in die Klinik. Wir können uns gerne wiedersehen, wenn ihr mit dem Quatsch aufhört.«

»Aber wir wollen doch nur …«, stotterte ihre Mutter.

»Ich gehe in keine Klinik. Aber ihr seid willkommen, sobald ihr mir endlich glaubt«, sagte Maria und legte auf.

Ma fragte nicht viel und ließ Maria einfach bei sich woh-

nen. Es stellte sich heraus, dass Ma im Süden von China auf-
gewachsen war und bei ihrer Mutter kochen gelernt hatte.
Ohne ihrer Tätigkeit große Beachtung zu schenken, konnte
sie nebenher kleine Teigtaschen herstellen, mit Fleisch und
Gemüse füllen und falten. Sie brachte Maria auch bei, wie
man das dünne Papier von vietnamesischen Sommerrollen
befeuchtete, um darin frisches Gemüse, Tofu, Garnelen und
Koriander einzurollen. Maria fragte sich, wieso sie nicht
schon früher einmal zum Essen gekommen war.

Noch bis Mittwoch stand der alte Mercedes auf dem Parkplatz des Studentenwohnheims, dann sah sie ihre Eltern ab-
reisen. Nachrichten von Daniel beantwortete sie nicht, sondern bat stattdessen die Wohnheimleitung, das Schloss ihres
Zimmers austauschen zu lassen. Sie werde von ihrem Ex-
Freund belästigt. Man gab ihr ein neues Zimmer, auf der anderen Seite des Parkplatzes. Sie wechselte ihre Telefonnum-
mer.

In den beiden nächsten Jahren sah sie weder ihre Eltern
noch Daniel wieder. Sie schickte zu Weihnachten und den
Geburtstagen jeweils eine Karte. Einmal war eine stark über-
gewichtige Frau vorne drauf, und sie schrieb: »So sehe ich
jetzt aus! Macht euch keine Sorgen!«

Die Härte gegenüber ihren Eltern und die Anstrengung,
mit welcher sie ihr Studium vorantrieb, kamen ihr bald vor
wie ein und dasselbe. Es kam nur darauf an, nicht lockerzu-
lassen, es war wichtig, ein Ziel vor Augen zu haben.

Jeden Abend stand sie kurz am Fenster und suchte den
Parkplatz reflexhaft nach dem Wagen ihrer Eltern ab. Drei
Mal sah sie ihn tatsächlich. Einmal stand ihre Mutter unten
und sah genau in ihre Richtung. Vielleicht hatten ihre alten
Mitbewohnerinnen ihnen gesagt, wo sie jetzt wohnte. Ihre
Eltern machten jedoch keine Anstalten, sie zu besuchen. Sie
ließen sie in Ruhe.

Maria Koradt meldete sich eines Tages bei uns in der Notfallambulanz. Sie hatte einen schweren grippalen Infekt. Fieber, Husten, Schnupfen, Kopfschmerzen, Gliederschmerzen – eben alles, was so dazugehört. Das war natürlich sehr unangenehm, aber im Prinzip nicht weiter schlimm. Viele Menschen gehen bei solchen Symptomen gar nicht erst zum Arzt, noch weniger kommen in die Notfallambulanz eines Krankenhauses. Nicht dass ich mich darüber beklagen wollte. Ich freue mich über jeden Patienten.

Ich empfahl ihr Bettruhe und verschrieb ein leichtes Schmerzmittel, damit würde der Infekt rasch geheilt sein.

Etwas an ihrer gesamten Erscheinung erschien mir ungewöhnlich. Sie wirkte so zart und zerbrechlich, als könne man ihr schon durch bloße Berührung weh tun.

Mehr als die Schmerzmittel schien sie jedoch gar nicht zu wollen.

»Sie sind …«, begann ich, als sie sich schon zur Tür wandte.

»Was?«

»Mir fällt nur auf, dass Sie …«

»Dass ich etwas zu dünn bin? Das ist mir selbst schon aufgefallen.«

»Entschuldigen Sie, ich wollte nicht …«

»Aber ich bin nicht magersüchtig, falls Sie das meinen.«

»Nein? Das wollte ich auch gar nicht unterstellen.«

»Meine Eltern denken das immer noch. Eigentlich denkt das jeder, den ich kenne.«

»Mmh«, machte ich. Mein detektivischer Spürsinn war geweckt. Es kam mir unwahrscheinlich vor, dass sie wirklich Magersucht hatte, wenn sie so unbedarft darüber sprach. Die fremde und eigene Körperwahrnehmung zu thematisieren fällt einer Magersuchtpatientin oft ziemlich schwer.

Im Verlaufe einer kurzen Untersuchung fielen mir neben ihrer extrem zarten Erscheinung noch weitere Dinge ins

Auge: Ihre Wirbelsäule war S-förmig verbogen, das nennt man Skoliose. Sie hatte zudem am ganzen Körper Sommersprossen, sogenannte Lentigos. Besonders ungewöhnlich war, dass sich zwischen ihren Fingern kleine, kurze Schwimmhäutchen spannten, ähnlich wie bei einem Frosch. Dieses angeborene Merkmal bezeichnet man als Syndaktylie.

An Frau Koradt war somit keineswegs nur ihre dünne Erscheinung auffällig. Ihr offensichtliches Untergewicht war lediglich die auffälligste ihrer Auffälligkeiten. Hinzu kamen Skoliose, Lentigos und Syndaktylie.

Diagnoseunterstützungsmaschinen

Was sich genau hinter diesen drei Symptomen verbarg und ob es überhaupt einen Zusammenhang gab, das wusste ich allerdings auf Anhieb nicht.

Hier kam also etwas zum Einsatz, das ich als »Diagnoseunterstützungsmaschine« bezeichne.

Wenn man von einer »maschinellen Diagnose« spricht, kommt man schnell zu einer Diskussion über die »Entmenschlichung« der Medizin. Die damit verbundenen Ängste kann ich verstehen, teile sie aber nicht. Eine Maschine wird niemals das Vertrauen, die Zuversicht und die Hoffnung vermitteln, die ein empathischer Arzt einem Patienten entgegenbringen kann. Wir wissen heute sehr gut, dass solche Faktoren für den Heilverlauf von grundlegender Bedeutung sind, deshalb wird der Arzt in nächster Zukunft wohl kaum von einem Roboter ersetzt werden.

Bei Diagnose und schwierigen Operationen können Computersysteme jedoch von großem Nutzen sein. Eine Software, die verschiedene Symptome aus einem riesigen Fundus an Fällen abgleicht, ist allemal besser als ein völlig überlasteter Hausarzt, der nach fünf Minuten zum nächsten Patienten muss und mit seiner Diagnose völlig danebenliegt.

Damit habe ich zum Glück kein Problem. Bei den seltenen Krankheiten, mit denen wir zu tun haben, ist man ständig mit der eigenen Unwissenheit konfrontiert und muss diese Lücken als Chance verstehen, denn niemand kann all die seltenen Krankheiten und Syndrome auswendig kennen. Da werden die moderne Computersoftware sowie leistungsstarke Computer zu einer enormen Hilfe.

Ich gab also die Begriffe Skoliose, Kachexie (= Untergewicht), Lentigos und Syndaktylie in das Diagnoseunterstützungssystem Orphanet ein, und es stellte sich heraus, dass der Computer mehr wusste als ich. Und dafür musste er gar nicht lang überlegen. Sofort sprang mir die Antwort ins Auge: Friedman-Goodman-Syndrom.

Dabei handelt es sich um eine extrem seltene Muskel-Skelett-Krankheit, die all diese Symptome in sich vereint.

Dass man bei ihr immer wieder Magersucht diagnostizierte, lag also offenbar an der leider vielfach praktizierten »Fünfminutenmedizin«.

Das ist ein bisschen so, als würde man einer Schwangeren, die sich über Husten oder Heiserkeit beklagt, immer wieder antworten: »Sie sind schwanger. Sehen Sie das nicht? Der Nächste bitte.«

Natürlich kommt »Magersucht« als Krankheit viel häufiger vor als das Friedman-Goodman-Syndrom. Die Hausärzte hatten also recht, insofern sie nach dem Prinzip »Was häufig ist, ist häufig« zunächst mal der Magersucht bei Frau Koradt nachgingen. Dann ist ihnen und Frau Koradts Eltern jedoch ein Fehler unterlaufen, wie er besonders bei psychisch bedingten Krankheiten immer wieder mal passiert. Was gegen die Diagnose zu sprechen scheint, wird als Teil der Leugnungsstrategie des Patienten fehlinterpretiert. Dass Frau Koradt sich selbst nicht als magersüchtig wahrnahm, schien die Anfangsdiagnose Magersucht nur noch zu verstärken. Sie wollte es sich nur nicht eingestehen.

Magersüchtig war Frau Koradt aber tatsächlich nie gewesen. Als ich ihr das Ergebnis meiner Recherche mitteilte, konnte sie es zuerst gar nicht glauben. Dann schien sie den Tränen nahe. »Wenn ich das früher gewusst hätte«, rief sie mehrmals aus. »Wieso hat mir das eigentlich niemand erzählt? Ich dachte selbst schon fast, dass ich Magersucht habe.«

Sie war sehr froh über die Diagnose, dabei konnte ich ihr gar nicht unmittelbar helfen. Weil das Syndrom so selten vorkommt und auch keinen wirklichen Krankheitswert hat, gibt es keine Therapie.

Darauf schien es ihr jedoch gar nicht in erster Linie anzukommen. Frau Koradt war bereits froh, dass sie jetzt einen Namen für das hatte, worunter sie seit so vielen Jahren litt.

Sie bat mich, ihr eine schriftliche Diagnose mitzugeben, mit der sie endlich beweisen konnte, dass sie nicht magersüchtig war.

Maria Koradt studierte übrigens Chemie und kam deshalb nicht mit dem medizinischen Diagnosesystem in Kontakt. Sonst hätte sie womöglich selbst durch ein paar Klicks herausfinden können, was die Ursache ihrer »Magersucht« war.

Maria Koradts Fall zeigt: Wie eine falsche Verdächtigung trifft eine falsche Diagnose oft auch die Angehörigen und letztendlich das ganze Familiensystem. Die »Diagnose-Software« brauchte zwar nicht mal eine Minute, um auf die richtige Diagnose zu kommen, doch der emotionale Schaden, der bereits in der Familie Koradt angerichtet war, ließ sich ganz sicher nicht so schnell wiedergutmachen. Oft dauert es

Jahre, bis die sozialen und psychischen Folgen einer falschen Diagnose wieder einigermaßen ausgeglichen sind.

Neben allem Unglück hatte die falsche Diagnose immerhin ein Gutes: Ma wäre ohne den drohenden Klinikaufenthalt wahrscheinlich immer nur eine von den »Chinesen oben« geblieben. Inzwischen war sie Marias beste Freundin.

Außer Atem

Als Arzt bewegt man sich ständig auf der schmalen Linie zwischen Gesundheit und Krankheit, Leben und Tod. Der Aufwand, den Ärzte leisten müssen, ist oft technisch und handwerklich immens – sie unternehmen schwierigste Operationen, arbeiten am offenen Herzen, bekämpfen bösartige Krebsgeschwüre, messen Hirnströme, erstellen Innenansichten von inneren Organen und Gehirn, analysieren Blutwerte, schrauben Knochen zusammen, setzen Prothesen ein, transplantieren Organe, nähen blutende Wunden und dürfen in Notfällen keine Sekunde verlieren.

Aber manchmal müssen sie nur eine Frage umformulieren, um einem Menschen das Leben zu retten.

Es ist nie zu spät

Tanja Schürmann war Ende fünfzig, seit langem geschieden und kam aus Hannover. Nach ihrer Ausbildung zur Friseurin war sie über dreißig Jahre lang Angestellte in einem großen Friseursalon gewesen, dann starb ihr Vater und hinterließ ihr Geld, von dem sie gar nicht gewusst hatte, dass er es besaß. Das Erbe reichte für die anfänglichen Investitionen, und sie konnte endlich das wahr machen, wovon sie so lange geträumt hatte: einen eigenen Friseurladen eröffnen.

Sie kündigte ihre schlecht bezahlte Anstellung in einer großen Kette und mietete ein Geschäft in einem Stadtteil an, in dem es sonst nur Kneipen gab und von dem es allgemein hieß, er sei groß im Kommen. Als sie vor dem Laden stand und kurz danach den Mietvertrag unterschrieb, kam sie sich vor wie in einem amerikanischen Film.

Zwei frühere Kolleginnen nahm sie mit und stellte sie für ein besseres Gehalt ein. Ihr ehemaliger Chef war verärgert, doch sie sah ihm auch an, dass er plötzlich Respekt vor ihr hatte. Sie hielt die beiden Kolleginnen für sehr fähig und mochte sie, war aber andererseits nicht so gut mit ihnen befreundet, dass die Freundschaft unter der neuen Hierarchie leiden konnte.

Das Tolle war: Nur ein paar Straßen weiter wohnte ihre ebenfalls geschiedene, alleinerziehende Tochter mit ihrem Enkelkind, das sie jetzt trotz der Arbeit öfter sehen konnte. In dem Laden war vorher ein Versicherungsbüro gewesen, und es standen noch ein paar hellbraune Regale herum, die sie sofort entsorgte. Sie riss die alten Tapeten herunter, ließ die Wände roh verputzt und bestrich sie mit einem schwach glitzernden Goldton. Sie stellte antike dunkelrote Sofas an eine Wand und besorgte sich eine neunzigstündige Playlist mit ihrer Lieblingsmusik, die sie statt des ihr so verhassten Radios im Laden laufen ließ.

Sie brauchte drei Monate, um den Salon vollständig nach ihrem Geschmack einzurichten, bis auf das Verlegen der Rohre und Leitungen machte sie nahezu alles selbst. An manchen Abenden arbeitete sie bis spät in die Nacht und war danach völlig erschöpft. Mit einer Maske vor dem Gesicht und einer schweren Maschine schliff sie sogar alleine die Dielen ab. Nachbarn, die wegen des Lärms verärgert an ihre Tür klopften, besänftigte sie mit dem Versprechen auf zwei, drei kostenlose Termine.

Der perfekte Cappuccino

Endlich musste sie sich nicht mehr nach ihrem früheren, launischen Chef richten, der immer nur auf die Kosten gesehen hatte und dem nur eins wichtig gewesen war: Alles hatte möglichst billig sein müssen. Sie stellte sich eine richtig teure Kaffeemaschine in die Küche und suchte lange nach den Kaffeebohnen, die ihr am besten schmeckten. Ein perfekter Cappuccino sollte bei ihr ganz selbstverständlich zum Service gehören. Sie nannte den Laden »Haarlem«, weil sie sich plötzlich wieder so fühlte wie damals, als sie mit Anfang zwanzig nach Amsterdam gefahren war. Außerdem war New York ein weiterer Traum, den sie sich irgendwann erfüllen würde.

An die Wand über den Sofas hängte sie ein Bild von einer Gracht in Amsterdam und eins von einer Straßenflucht in New York. Die Bilder waren verschwommen, als blicke man durch einen Schleier. Was darauf zu sehen war, erkannte man nicht auf den ersten Blick. Der Salon sollte auf keinen Fall aussehen wie das Wartezimmer einer Zahnarztpraxis. Sie hatte sich lange nicht mehr so jung gefühlt.

Erfolg stellt sich ein

In den ersten paar Monaten lief das Geschäft mäßig, sie machte Verluste, doch es war immer noch Geld von ihrem Vater übrig.

Gerade als sie begann, schlechter zu schlafen, an einen Fehler zu glauben, und das Geld knapp wurde, sprach sich der Laden herum, und sie konnte sich nicht mehr vor Anfragen retten. Die meisten ihrer Kunden waren zwanzig Jahre jünger als sie, hatten konkrete Vorstellungen von New York und konnten nicht glauben, dass der Laden von jemandem im Alter ihrer Eltern eingerichtet worden war. Sie musste eine weitere Kraft einstellen und entschied sich für einen jungen, bärtigen, schnell redenden Mann mit holländischem Akzent, der behauptete, in der holländischen Stadt Haarlem geboren zu sein, genau in der Stadt, deren Name dem New Yorker Stadtteil Harlem Pate stand. Wenn das mal kein gutes Omen sein sollte.

Bald hatte sie an drei Abenden in der Woche bis 22 Uhr geöffnet. Im Hinterhof stapelten sich die Kisten mit leeren Dosen von Tönung und Haarspray. Der Terminkalender war immer bis in die folgenden drei Wochen grau von den Eintragungen mit Bleistift. Leute riefen an und bekamen nicht mehr gleich einen Termin. Sie wies ihre Angestellten an, die Handynummer der Kunden zu notieren, damit abgesagte Termine neu besetzt werden konnten. Ein Stadtmagazin bezeichnete »Haarlem« als »angesagte Adresse«, Passanten sahen im Vorbeigehen neugierig ins Schaufenster. Zwar warf der Laden nach Abzug aller Kosten doch nicht so viel Gewinn ab, wie sie am Anfang gedacht hatte, doch sie verdiente allemal mehr als vorher, und es machte ihr vor allem auch sehr viel mehr Spaß.

Sogar der Vermieter lobte die neue Einrichtung, und sie bekam eine Wohnung im selben Haus, direkt über dem Laden. Jeden Morgen lief sie als Erstes noch in ihren Schlafsachen nach unten, machte sich mit der Kaffeemaschine einen perfekten Cappuccino, setzte sich hinter das große Schaufenster, rauchte und sah hinaus. Tanja war glücklicher als je zuvor.

Ihre Tochter sagte: »Du siehst aus wie Anfang vierzig.«

Wenn ihre Mitarbeiterinnen schon weg waren, kehrte Tanja fast jeden Abend selbst noch mal nach. Nicht weil es unbedingt nötig war, sondern weil ihr das Fegen als Abschluss des Tages gefiel.

An einer Stelle hinten im Parkett war ein Loch, das über

ein verzinktes Rohr direkt mit dem Abfallbehälter im Keller verbunden war. Alles, was sie tun musste, war, die abgeschnittenen Haare in diesen Müllschlucker reinzufegen. Einfach genial, und es bereitete ihr ein Vergnügen, all die abgeschnittenen Haare in diesem Kanal verschwinden zu sehen. An einem Abend lagen besonders viele lockige Haare unter den abgeschnittenen. Sie mochte den Geruch ihres Ladens, das Parkett hatte sie dunkel gebeizt. Sie war etwas in Eile, weil sie wie so oft ihrer Tochter versprochen hatte, auf deren Tochter aufzupassen. Da sie nur wenige Meter entfernt wohnte, trafen sie sich regelmäßig, und die kleine Enkeltochter war auch ein wahrer Sonnenschein. Tanja hetzte die Treppe zur Dachwohnung ihrer Tochter hinauf, was ihr keine Probleme bereitete. Oben angekommen, setzte sie sich in den Fernsehsessel und hörte ihrer Enkelin zu, die von den Ereignissen im Kindergarten berichtete. Sie hatten dort über Haustiere gesprochen, und die Enkelin durfte voller Stolz den eigenen Papagei mit in den Kindergarten bringen. Da der Papagei recht redselig war und auf Kommando auch einige Schimpfwörter rauskrakeelte, war Tanjas Enkelin die Heldin des Tages in ihrer Kindergruppe gewesen. Doch plötzlich spürte Tanja, dass ihr die Luft knapp wurde. Sie konnte nicht mehr richtig durchatmen und begann zu husten.

Kodierer statt Ärzte

Wer sind die wichtigsten Personen in einem Krankenhaus? Die Antwort dürfte den meisten Patienten nicht schwerfallen: Ärzte und Ärztinnen, Schwestern und Pfleger natürlich! Wer denn sonst? Oder ist jemals ein Patient in ein Krankenhaus gegangen, nur weil der Verwaltungsdirektor so toll ist?

Seit der verpflichtenden Einführung des neuen, sogenannten DRG-Abrechnungssystems im Jahr 2004 stimmt dies jedoch nur noch eingeschränkt. Hinzugekommen ist eine neue Berufsgruppe, die vielfach maßgeblich über den wirtschaftlichen Erfolg einer Klinik mitentscheidet: die Kodierer. Ohne die entsprechende, möglichst optimale Kodierung läuft in deutschen Kliniken heute gar nichts mehr.

Als Laie stellt man sich die Abrechnung von Leistungen im Krankenhaus wahrscheinlich recht einfach vor. Ein Patient, so könnte man denken, kommt mit einer bestimmten Krankheit ins Krankenhaus, wird dort auf eine bestimmte Weise behandelt und nach der Genesung wieder entlassen. Anschließend erhält die Krankenkasse für die erbrachten Leistungen eine Rechnung. Von diesem Geld werden dann Personal und Gerätschaften bezahlt.

Bis 2003 galt die Abrechnung nach Liegezeiten. Für jeden Tag, den ein Patient in einer Klinik lag, zahlten die Krankenkassen einen Betrag – als würden sie eine Hotelrechnung begleichen. Eine Klinik verdiente also umso mehr an einem Patienten, je länger er in der Klinik verweilte. Bei Lichte betrachtet, wurden dadurch natürlich eher falsche Anreize geschaffen. Dies konnte weder im Interesse der Patienten noch der Krankenkassen, aber auch nicht im Interesse der Kliniken sein.

Das alte System war außerdem nicht besonders gerecht. Für einen Patienten mit einer leichten Lungenentzündung, der sich selbständig verpflegte und umherlief, bekam die Klinik genauso viel wie für einen Patienten mit einem frischen Schlaganfall, der intensive Betreuung von Ärzten und Pflegekräften benötigte. Zudem konnte es bei dem fixen Tagessatz durchaus vorkommen, dass die Entlassung eines Patienten übers Wochenende »vergessen« wurde. Obwohl die Klinik fast nichts mehr für den Patienten tat, wurde noch für das ganze Wochenende abgerechnet. Verständlich, dass solch ein Abrechnungssystem auf Dauer in einer hochtechnisierten Medizin nicht tragbar war.

Beim DRG-System ist dies anders. DRG steht für »Diagnosis Related Groups«, auf Deutsch »diagnosebezogene Fallgruppen«. Jeder Patient wird jetzt, abhängig von seinen Diagnosen und Eingriffen, einer bestimmten »Fallgruppe« zugeteilt. Welchen Betrag die Klinik für einen Patienten erhält, hängt also davon ab, welche Erkrankung bei ihm diagnostiziert wurde. Dies führt dazu, dass es Krankheiten gibt, die sich für eine Klinik »rechnen« – andererseits gibt es aber auch sehr viele, vor allem eher seltene Erkrankungen, die sich eben »nicht rechnen« und bei denen die Kliniken Verluste machen. Dass dies auf Dauer nicht funktionieren kann, sollte jedem klar sein.

Die Bezahlung ist je nach Bundesland unterschiedlich. Um dies abzubilden, wird jedes Jahr in jedem Bundesland ein sogenannter »Landesbasisfallwert« festgelegt. Im Jahr 2015 betrug dieser im Durchschnitt 3216,54 €. In Hessen lag er bei 3190,81 € und damit am unteren Ende, in Rheinland-Pfalz war er mit 3396,00 € am höchsten. Nun wird jedem Fall, also jedem einzelnen Patienten in einer Klinik, eine sogenannte Bewertungsrelation zugewiesen, welche die Schwere des Falles widerspiegelt und als Korrekturfaktor dient. Diese Zahl, der sogenannte »Case Mix Index« oder CMI, liegt meist zwischen 0,5 und 4 und wird mit dem Basisfallwert im jeweiligen Bundesland multipliziert, woraus sich schließlich der Betrag ergibt, den die Klinik von der Krankenkasse fordern kann. Ganz schön kompliziert, wie Sie sehen. Doch das eigentliche Problem ist, dass solch stupide Abrechnungssysteme einen enormen Einfluss auf die Versorgungsstrukturen unseres Landes nehmen – und zwar unabhängig von der jeweiligen Betreiberform der Kliniken. Wirtschaftstheoretikern ist so was sofort klar, wir Mediziner konnten uns die weitreichenden Auswirkungen des DRG-Systems dagegen lange Zeit nicht so richtig vorstellen.

Kräutertee und unsympathische Ärzte

Tanja hielt eine Hand vor den Mund, unterbrach das Gespräch mit ihrer Enkelin und kochte sich einen Kräutertee. Sie hasste Kräutertee und trank ihn in kleinen Schlucken voller Widerwillen, doch der Husten ging nicht weg.

Sie war lange nicht erkältet gewesen und hielt den Husten für eine Reaktion auf den Stress im Salon. Sie beschloss, eine Woche lang kürzerzutreten, um sich vollständig auszukurieren. Ihre Angestellten mussten eben ein paar Tage lang ohne sie auskommen und konnten sie im Notfall zu Rate ziehen. Der Weg von ihrer Wohnung in den Laden war schließlich nicht weit.

Schon nach drei Tagen schaffte sie es kaum mehr nach unten. Hinzu kam eine Kurzatmigkeit, wie bei einer Kettenraucherin, die sie auch tatsächlich war. Schon die paar Treppenstufen in ihre Wohnung im ersten Stock brachten sie völlig aus der Puste, ganz zu schweigen wenn sie ihre Tochter in deren Dachwohnung besuchte, dort bekam sie kaum mehr Luft. Irgendetwas schnürte ihr regelrecht den Atem ab.

In den letzten zwanzig Jahren war sie kaum dreimal beim Arzt gewesen. Sie musste erst überlegen, wer noch mal ihr Hausarzt war. Er hieß Herr Ajanovic und hatte seine Praxis in einem Stadtteil, in dem sie sich schon lange nicht mehr aufgehalten hatte. Dr. Ajanovic hörte sie ab, wusste nicht weiter und schickte sie wegen der Luftnot dann zum Lungenfacharzt, wieder ein paar Straßen weiter.

Da sie keinen Termin hatte, musste sie lange Zeit im Wartezimmer verbringen. Als sie schließlich an die Reihe kam, las der Lungenarzt sich lange die Überweisung des Hausarztes durch, nahm sich aber nur wenig Zeit für eine gründliche Untersuchung. Er legte ihr eine Reihe einfacher Fragen vor, die er jeweils protokollierte und wie auf dem Kasernenhof abfragte.

»Sind Sie Raucherin?«, fragte er.

»Trinken Sie regelmäßig Alkohol?«

»Konsumieren Sie Drogen?«

»Sind bei Ihnen Allergien bekannt?«

»Arbeiten Sie mit gefährlichen Chemikalien?«

»Haben Sie Haustiere?«

»Sind Ihnen erblich bedingte Erkrankungen bekannt?«

»Hatten Sie in letzter Zeit eine aufwendige Zahnbehandlung?«

»Waren Sie in den letzten zwei Jahren im nichteuropäischen Ausland unterwegs?«

»Sind Sie kürzlich von Zecken gestochen worden?«

»Gibt es in Ihrer Wohnung Belastung durch Schimmel oder Chemikalien?«

»Nehmen Sie regelmäßig Medikamente ein?«

Tanja brauchte nicht lange zu überlegen und beantwortete all diese Fragen wahrheitsgemäß und entschlossen mit »Nein«. Außer der ersten.

»Das habe ich schon gerochen«, sagte der Lungenfacharzt und rümpfte ein wenig die Nase. »Ich empfehle Ihnen dringend, damit aufzuhören. Ist natürlich Ihre Entscheidung.« Der Lungenarzt lächelte sie förmlich an. Er war wahrscheinlich nicht jünger als sie, sah jedoch dünn und sehnig aus wie ein Triathlet. Asketische Leistungssportler waren genau die Art von Männern, die Tanja nicht mochte. Noch weniger mochte sie es, wenn man ihre Gewohnheiten kritisierte.

»Das haben mir schon viele gesagt«, entgegnete sie.

Er fragte: »Woran ist Ihr Vater verstorben?«

Sie runzelte etwas widerwillig die Stirn und antwortete: »An einem Herzinfarkt.«

Er notierte ihre Antworten, dachte einen Augenblick lang nach. Der Lungenfacharzt hörte mit dem Stethoskop besorgt die Lunge ab, veranlasste eine Röntgenaufnahme der Lunge und eine Lungenfunktionsprüfung sowie eine Messung der Blutgaswerte. Letztendlich setzte er sich nochmals mit Frau Schürmann zusammen und berichtete ihr von seinen Vermutungen. Er berücksichtigte das Alter von Frau Schürmann, die Tatsache, dass die Luftnot immer bei Belastung auftrat, aber auch die Tatsache, dass ihr Vater an einem Herzinfarkt verstorben und sie selbst immerhin starke Raucherin war – alles Faktoren, die auf eine kardiale Ursache, also ein Problem der Herzdurchblutung, schließen lassen. Er sagte:

»Es sieht so aus, als müssten wir bei Ihnen das Herz genauer untersuchen. Dafür würde ich Sie erst mal zum Kardiologen schicken, aber ich bin mir sicher, dass der Ihnen einen Herzkatheter empfehlen wird«, sagte er. »Sie sind zwar erst Ende fünfzig, doch bei starken Rauchern ist eine KHK nicht ganz ungewöhnlich.« Er vermutete eine sogenannte koronare Herzkrankheit, auch als KHK bekannt. Dabei handelt es sich um eine Verengung der Herzkranzgefäße, also derjenigen Gefäße, die das Herz wie einen Kranz, lateinisch corona, umgeben. Besonders dann, wenn die großen Herzkranzgefäße verengt sind, kann dies schon bei geringer körperlicher Anstrengung starke Atemnot verursachen. Der Arzt empfahl ihr, unbedingt weniger zu rauchen, und schickte sie zum Herzspezialisten. Sie bedankte sich für den Rat und nickte, obwohl sie nicht vorhatte, sich daran zu halten. Aber immerhin würde sie sich bei dem Kardiologen vorstellen. Sie bekam wegen der zunehmenden Beschwerden auch rasch einen Termin. Es wurde ein Belastungs-EKG durchgeführt, bei dem es tatsächlich wieder zur Luftnot und diskreten Veränderungen der Herzstromkurve kam. Der Test musste wegen der Luftnot zwar frühzeitig abgebrochen werden, aber der Verdacht auf die koronare Herzkrankheit schien sich zu bestätigen. Der Kardiologe überwies Frau Schürmann weiter an uns.

Man kann sich eine Verengung der Gefäße mit dem Einsturz oder der Verstopfung eines Tunnels veranschaulichen: Die Gefäße lassen in diesem Fall einfach nicht mehr genügend durch, der Durchfluss wird behindert. Eine Therapie dieser Verengung ist heutzutage ein Routineeingriff und wird in vielen Herzzentren tagtäglich ohne große Probleme durch eine kleine Punktion an der Leiste oder der Handarterie durchgeführt. Es ist dank neuester Technik heutzutage ein vergleichsweise kleiner Eingriff geworden, der rasche Linderung verspricht.

Zur Untersuchung wird zunächst ein Herzkatheter, den man sich wie einen dünnen, vorne gebogenen Plastikschlauch vorstellen kann, in die entsprechenden Bereiche vorgebracht. Dort fanden wir bei Frau Schürmann dann auch tatsächlich ein kleines, aber höhergradig verengtes Herzkranzgefäß.

Wie bei einem Tunnel lässt sich der Durchfluss in den Gefäßen mechanisch verbessern. Dies wurde auch bei Frau Schürmann durchgeführt. Mit einer Art winzigem Ballon wurden die verengten Gefäße aufgedehnt und anschließend mit einem Stent, einem kleinen Edelstahldrahtgeflecht, stabilisiert.

Sie wurde stationär aufgenommen, und wir führten den entsprechenden Eingriff durch. Bei der Operation gab es keinerlei Komplikationen. Das verengte Gefäß war erweitert und ließ wieder so viel Blut durch wie vorher. Da das Gefäß allerdings eher klein war, stellte sich sogleich aber auch die Frage, ob dies denn die alleinige Ursache für die Beschwerden von Frau Schürmann sein konnte. Frau Schürmann schien zunächst geheilt und konnte eigentlich entlassen werden, doch zuvor sollten nochmals die anderen Ursachen für Luftnot hinterfragt werden. Generell ist es so, dass, wenn ein sehr großes Herzkranzgefäß wie der Hauptstamm oder der Abgang der linken Herzkranzarterie verengt ist, dann so viel Herzmuskelmasse ausfällt, dass die Patienten eher über belastungsabhängige Luftnot als über einen Druck auf der Brust klagen. Kleinere verengte Gefäßbereiche führen eher zu den typischen Brustschmerzen und nicht unbedingt zu Luftnot. Erfahrene Kardiologen wissen das, und darum war es uns wichtig, das Thema Luftnot nochmals vor der Entlassung zu besprechen.

Also gingen wir am eigentlichen Entlassungstag noch einmal zu unserer Patientin. Wir mussten einige Anläufe unternehmen, da sie nie auf ihrem Zimmer anzutreffen war. Unsere Schwesternschülerin berichtete, dass sie Frau Schürmann rauchend vor der Klinik an dem dort aufgestellten »Rauchereck« getroffen habe. Unser Klinikum ist seit langem ein Nichtraucherhaus, was letztendlich dazu führt, dass die Raucher sich an einer ausgewiesenen Ecke treffen, ganz gleich, ob es stürmt und schneit oder ob die Sonne scheint. Nun ja, wir waren nicht glücklich darüber – doch wir wissen auch, dass dies eben eine Sucht ist, die wir mit solch einfachen Mitteln wie einem Herzkatheter nicht geheilt bekommen. Manche Patienten haben es zwar schon geschafft, mit dem Rauchen sofort aufzuhören, nachdem sie die verstopften Adern sahen, doch leicht fällt das niemandem. Nachdem wir drei erfolglose Versuche unternommen hatten, unsere Patientin in deren Zimmer anzutreffen, bat ich unsere Stationsärztin Dr. Drewing darum, sich persönlich um diese letzten, aber wichtigen Fragen zu kümmern. Dr. Drewing ist eine junge und sehr engagierte Assistenzärztin, die bereits ihre

Pflichtrotation in unserer Lungenabteilung hinter sich gebracht hat und sich daher mit Lungenerkrankungen bestens auskennt.

Man muss wissen, dass für die Ausbildung zum Facharzt der Inneren Medizin in unserer Klinik eine mindestens jeweils halbjährige Rotation durch alle Schwerpunkte erfolgen muss, von der Kardiologie bis zur Nephrologie, von der Gastroenterologie bis zur Onkologie und von der Pneumologie bis zur Intensivmedizin. Dr. Drewing hatte einen Großteil ihrer Ausbildung bereits hinter sich, und ich wusste, dass ich mich auf sie verlassen kann. Und so war es auch. Keine Stunde später erreichte mich ihr Anruf: »Das mit der Entlassung von Frau Schürmann können wir vergessen. Ich glaube, Sie haben recht gehabt, da steckt noch mehr dahinter. Wenn das mal keine Vogelzüchterlunge ist!« Ich sagte: »Quatsch, die Frau war doch beim Lungenfacharzt, so was Läppisches hätte der doch garantiert herausgefunden. Ich komme gleich noch mal vorbei!«

Stolz stand Frau Drewing mit der Patientenkladde im hellen Flur unserer kardiologischen Station 131 und erwartete mich mit einem breiten Grinsen. Sie hatte den Entlassbrief bereits geschrieben, und die Schwestern hatten auch schon das Bett der Patientin entsorgt, um für den Nächsten Platz zu machen, der bereits etwas genervt im Flur stand. Frau Schürmann saß mit gepackter Tasche im Flur und wartete sichtlich gestresst auf ihre Entlassungspapiere. Das Taxi hatte sie vorsichtshalber bereits bestellt.

»So, jetzt noch mal – wieso Vogelzüchterlunge?«, fragte ich Dr. Drewing und Frau Schürmann gleichermaßen.

»Ganz einfach, weil sie jeden Tag mit Papageien in Kontakt kommt und dabei auch spürt, dass es ihr immer schlechter geht!«, antwortete unsere spürbar immer stolzer werdende Assistenzärztin.

»Wie kann denn das sein, Sie waren doch beim Lungen-facharzt! Der hat doch garantiert nach Vögeln und all solch einem Kram gefragt«, fragte ich unsere Patientin direkt.

»Nein, hat er nicht«, antwortete sie. »Er wollte nur wissen, ob ich Vögel habe. Was ja aber nicht der Fall ist. Die Tiere meiner Tochter haben ihn ja nicht interessiert, das wollte jetzt erstmals Frau Drewing wissen.«

»Wie das denn«, fragte ich weiter.

»Na ja, der Lungenfacharzt wollte ja nur wissen, ob ich Haustiere oder Vögel habe, und das habe ich ja nicht. Frau Drewing wollte aber jetzt wissen, ob ich überhaupt mit ir-gendwelchen Tieren in Kontakt komme, und das ist ja so. Meine Tochter hat seit Jahren einen wunderschönen südame-rikanischen Mönchssittich, den wir Mönchi nennen. Eigent-lich ist Mönchi ja nichts für die eher kleine Dachwohnung, aber meine Tochter bekommt ihn nicht so einfach los, und für mein Enkelkind ist ein Haustier einfach was ganz Tolles. In den Ferien habe ich Mönchi auch schon immer mal wieder bei mir in der Wohnung, aber danach hat der Lungenarzt in dem kurzen Gespräch überhaupt nicht gefragt. Ich kam ja sowieso nur dazu, immer nur ›Ja‹ oder ›Nein‹ zu sagen.«

Unsere Frau Doktor hatte also recht. Hier bestand der dringende Verdacht auf eine Lungenbeteiligung als Ursache für die Luftnot. Dass dies nicht früher herauskam, war zwar ärgerlich, aber noch konnte man ja etwas machen. Nur, wir konnten die Patientin unmöglich so nach Hause schicken. Wenn wir recht behalten sollten und sie eine allergische Alveo-litis gegenüber Vögeln haben sollte, dann wäre es fatal, wenn wir sie gerade wieder in ihre mit Vogelfedern verunreinigte Wohnung zurückschicken würden. Sollte sich unser Ver-dacht bestätigen, dann müsste sowohl ihre Wohnung als auch die ihrer Tochter grundgereinigt werden, wobei Mönchi zu-vor den Besitzer wechseln müsste. Andernfalls dürfte Frau

Schürmann niemals wieder ihre Tochter und ihre Enkeltochter Emma besuchen, solange der Papagei dort seine Federn schütteln würde. Jede erneute Staubexposition würde unweigerlich zu einer Verschlechterung der Lunge führen.

Frau Schürmann freute sich nicht, dass sie nun auch noch die Lunge weiter untersucht bekommen sollte. Auch für uns war das keine allzu gute Lösung, doch was sollten wir tun. Nach Hause schicken ging hier nicht, und zu ihrer Tochter konnte sie schon gar nicht. Zudem musste die Verdachtsdiagnose »Papageienzüchterlunge« noch abgearbeitet werden. Immerhin kann man daran sterben – und das wird kein angenehmes Sterben, sondern ein langsames Ersticken sein. Drum ist es absolut wichtig, hier eine belastbare Diagnose zu erarbeiten. Dafür bedarf es eines CTs der Lunge, einer großen Lungenfunktionsprüfung, einer Bronchoskopie (= Lungenspiegelung) und jeder Menge Laborwerte mit der Bestimmung von allen möglichen Antikörpern. Der Aufenthalt für all diese Maßnahmen verlängert sich leicht um eine weitere Woche, etwas, das niemandem gefällt. Erfahrungsgemäß ist die Verbringung des unliebsam gewordenen Hausgenossen dabei das größte Problem. Aber an diesem Beispiel kann man auch sehr schön die Irrsinnigkeit des DRG-Abrechnungssystems erkennen. Um nämlich sicherzustellen, dass bei einem stationären Krankenhausaufenthalt keine unnötigen Maßnahmen durchgeführt werden, darf nur die führende Diagnose abgerechnet werden. In unserem Fall somit eigentlich die Diagnose koronare Herzkrankheit – und diese Diagnose muss auch so im DRG-System kodiert werden.

Für jeden, der damit nicht vertraut ist, liest sich ein DRG-Kode wie eine schwierige Fremdsprache. Meistens besteht ein Kode aus einem Buchstaben, der die Ursache der Erkrankung (zum Beispiel Verletzung) oder den betroffenen Bereich im Körper (zum Beispiel das Nervensystem) bezeichnet. Dazu kommt zweitens eine zweistellige Zahl, welche die Art der Behandlung (zum Beispiel operativ oder nicht-operativ) aufzeigt, sowie drittens ein weiterer Buchstabe, der die ökonomische Schwere der Behandlung ausdrückt (zum Beispiel sehr teuer oder nicht so teuer).

Der DRG-Kode »F60B« steht beispielsweise für »Kreislauferkrankung mit akutem Myokardinfarkt, ohne invasive kardiologische Diagnostik und ohne äußerst schwere Begleiterkrankungen«.

Man sieht also gleich: Die Sache ist kompliziert. Um bei dem Hotelvergleich zu bleiben: Statt pro Nacht bezahlt die Krankenkasse jetzt pro einzelner Diagnose und deren Schweregrad. Im DRG-System bezahlt jeder »Klinik-Gast« also einen ganz unterschiedlichen, erst aufwendig zu ermittelnden Preis.

Man kann sich schnell denken, dass damit ein enormer bürokratischer Aufwand verbunden ist. Denn um die erbrachten Leistungen pro Patient mit den Krankenkassen abrechnen zu können, müssen die Haupt- und alle Nebendiagnosen sowie alle Behandlungen korrekt erfasst und entsprechend kodiert werden. Eine Erkrankung, die keine Nummer hat, kann auch nicht abgerechnet werden. Mehr noch, Leistungen wie »Nachdenken« werden in solch einem System nicht honoriert.

Jede Klinik in Deutschland ist deshalb gut beraten, für diese Aufgabe einen erfahrenen »Profi-Kodierer« einzustellen. Nur so lassen sich die erbrachten Leistungen auch optimal abrechnen. Wie viel Geld eine Klinik von den Krankenkassen bekommt, hängt wesentlich von einer vollständigen und richtigen Dokumentation der Leistungen und einer korrekten Verschlüsselung ab. Das setzt voraus, dass Profis die Daten eingeben, führt aber auch zu einem wahnsinnigen bürokratischen Dokumentationsaufwand.

Inzwischen gibt es den Beruf der medizinischen Kodierfachkraft, auch als MKF bezeichnet. Das Geschick der Kodierer bestimmt heute maßgeblich über den wirtschaftlichen Erfolg und somit auch die Überlebensfähigkeit einer Klinik.

Doch wo arbeiten die Kodierer, und wer übermittelt ihnen die Diagnosen, die sie möglichst korrekt kodieren? Natürlich die Ärzte und das Pflegepersonal. Die Kodierfachkraft kann dem Arzt schließlich nicht ständig bei der Behandlung über die Schulter gucken. Das bedeutet: Auch für die Ärzte und Schwestern hat sich der bürokratische Aufwand enorm erhöht, und das führt nicht selten zu Frustration. Schließlich haben sich nur wenige Ärzte ihren Beruf ausgesucht, um sich ständig mit Kodierungsaufgaben herumschlagen zu müssen. Alle Mediziner machen Überstunden – und meistens tun sie dies sogar gerne und ohne auf die Uhr zu schauen, wenn sie wissen, dass sie etwas Sinnvolles tun. Gerade die jungen Mediziner müssen heute allerdings Überstunden machen, nur um Daten in den Computer einzugeben und die Diagnosen korrekt zu verschlüsseln – der Spaß an der Arbeit bleibt so oft auf der Strecke. Zudem müssen jetzt in einer ohnehin knappen Personalsituation Ärzte- und Pflegestellen mit Kodierern besetzt werden, was die Versorgung unserer Patienten nicht verbessert.

Wir hatten den Verdacht, dass bei Frau Schürmann eine schwerwiegende Lungenerkrankung vorlag, die man unter dem Namen allergische Alveolitis kennt. Wie die Endung »-itis« schon signalisiert, handelt es sich dabei um eine entzündliche Erkrankung der Alveolen, also der kleinen Lungenbläschen. Bei der allergischen Alveolitis reagiert der Betroffene allergisch auf bestimmte Stoffe, Stäube oder Aerosole in der Luft.

Es wird zwischen einer akuten, einer weniger akuten und einer chronischen allergischen Alveolitis unterschieden. Die akute Form beginnt vier bis sechs Stunden nach der Exposition gegenüber dem Allergen. Die Symptome sind meist Kopf- und Gliederschmerzen, Kurzatmigkeit, Husten, Brustschmerzen, Fieber und Schüttelfrost. Meidet der Betroffene das Allergen jetzt, erholt er sich innerhalb weniger Tage. Entdeckt der Arzt die Zusammenhänge aber zu spät oder meidet der Betroffene das Allergen nicht, kann es zu einem chronischen Verlauf kommen, der im schlimmsten Fall sogar tödlich enden kann.

Es gibt viele Allergene, die eine solche Entzündung auslösen können. Experten schätzen die Anzahl auf deutlich über dreihundert. Meist handelt es sich um Mikroorganismen wie Pilze oder Bakterien, aber auch tierische Eiweiße, häufig von Vögeln, oder verschiedene Chemikalien.

Eine allergische Alveolitis wird oft bei Menschen beobachtet, die beispielsweise Tauben züchten (die Allergene befinden sich in Kot und Federn der Tiere), bei Bauern, die mit Schimmelpilzen aus Heu und Getreide in Berührung kommen (auf verschimmelter Gerste oder verschimmeltem Malz können sich Pilzsporen ansammeln), oder sogar bei Käsewäschern (hier sind die Allergene im Käseschimmel vorhanden). Letztendlich weiß jeder Taubenzüchter von diesem Risiko – auch wenn manche es nicht wahrhaben wollen. Je früher die Krankheit festgestellt wird, desto größer ist die Chance auf vollständige Heilung. Hält die Entzündung zu lange an, beginnen die Lungenbläschen zu vernarben, was man als Lungenfibrose bezeichnet. Dann schreitet die Krankheit leider immer weiter voran, und man kann lediglich versuchen, diesen Fortschritt mit Medikamenten aufzuhalten. Vollständig rückgängig machen lässt sich die Vernarbung jedoch nicht mehr.

Die Diagnose ist recht aufwendig und beinhaltet die bereits erwähnten Untersuchungstechniken wie Screening auf Antikörper, Computertomographie, großer Lungenfunktionstest, Bronchoskopie mit Bronchiallavage, also einer Spiegelung der Lunge, zur Gewinnung von Zellen mit Hilfe der Spülflüssigkeit und anschließender Untersuchung unter dem Mikroskop nach den auslösenden Allergenen. Das Wichtigste jedoch ist, sich ausführlich mit dem Patienten zu unterhalten, um herauszufinden, auf welchem Weg er mit möglichen Allergenen in Kontakt kommt, so dass man gezielt den Kontakt zu den Allergenen unterbinden kann.

Die von uns bei Frau Schürmann unverzüglich veranlassten Untersuchungen der Lunge bestätigten unseren Verdacht einer Papageien-Allergie. Auf der Abbildung der Lunge waren die typischen weißen Flecken zu sehen, und in der Lungen-Spülflüssigkeit fanden wir die entsprechenden weißen Blutkörperchen. Im Blut fanden wir Abwehrstoffe. Also war Mönchi schuld an der schweren Luftnot von Frau Schürmann.

Frau Schürmann war gegen die Eiweiße im Staub aus dem Gefieder des Papageis allergisch. Beim Einatmen gelangten diese Eiweiße in die winzigen Lungenbläschen und lösten dort die Entzündung aus.

Diese Art von Allergie ist übrigens viel schlimmer als etwa eine Pollenallergie beziehungsweise Heuschnupfen. Die Baum- oder Gräserpollen gelangen nur in die Nase und lösen dort an der Schleimhaut eine Immunreaktion aus. Dies führt zu den typischen Niesattacken, verstopfter Nase und Fließschnupfen. Bei der Alveolitis dagegen gelangt der Staub aus dem Gefieder der Tiere mit dem Einatmen tief in die Lunge, wo dann eine Entzündung entsteht. Deshalb sind die Folgen einer allergischen Alveolitis auch so viel gravierender. Wenn das Lungengewebe immer weiter vernarbt, kann die Lunge auch immer weniger Sauerstoff aufnehmen, und der Patient bekommt immer weniger Luft, bis er schließlich erstickt.

Obwohl Wellensittiche, Papageien oder Tauben natürlich harmlose, ungefährliche Tiere sind, kommt es immer wieder, wenn auch selten, vor, dass Menschen aufgrund einer nicht oder zu spät erkannten Alveolitis sterben.

Glücklicherweise kam die Diagnose in diesem Fall noch rechtzeitig. Die kleine Emma musste sich schweren Herzens von ihrem liebgewonnenen Papagei Mönchi trennen, und Frau Schürmann erholte sich langsam von der schweren Luftnot, die sowohl vom Herzen als auch von der Lunge kam.

Bald saß sie wieder unten vor dem großen Schaufenster und trank ihren perfekten Cappuccino.

Wir waren froh, die korrekte Diagnose gefunden und Frau Schürmann rundum geholfen zu haben, sowohl mit ihrem Herzen als auch mit ihrer Lunge. Wir konnten Frau Schürmann nach gut zwei Wochen in einem deutlich gebesserten Zustand nach Hause entlassen, sie hatte kaum mehr Luftnot, und auch der Druck auf der Brust war weg. Sieht man dann allerdings die Abrechnungsseite solch einer »Rundum-Versorgung«, dann stockt einem selbst der Atem. Frau Schürmann hatte gleich zwei schwerwiegende Erkrankungen, die zunächst zur Aufnahme führende koronare Herzkrankheit sowie die in der Folge von uns herausgearbeitete Diagnose allergische Alveolitis.

Beide Diagnosen und Behandlungen hatten natürlich Kosten verursacht, doch bei der Abrechnung macht uns bei solchen Fällen das DRG-System einen dicken Strich durch die Rechnung. Das System erlaubt nur die Abrechnung einer Hauptdiagnose, zwei schwerwiegende Erkrankungen sind nicht vorgesehen.

Die Krankenkassen bezahlten somit nur eine einzige Diagnose. Obwohl der Fall für unsere Patientin also glücklich ausging, musste unsere Klinik letztendlich einige tausend Euro Verlust verzeichnen. Dies ist auch der Grund, warum ich hoffe, dass unser Geschäftsführer dies Buch nie in die Hände bekommt – andererseits kennt er das leidige Problem schon, das ja alle Kliniken der Maximalversorgungsstufe trifft. Auch wenn der Vergleich etwas plump sein mag: Es wäre letztendlich so, wie wenn Sie Ihr Auto zum Ölwechsel in die Werkstatt bringen. Findet der Werkstattleiter dann noch einen defekten Bremsschlauch, dann würden Sie bei einem vergleichbaren Abrechnungssystem dennoch nur den Ölwechsel bezahlen, und die Reparatur der Bremsanlage ginge auf Kosten der Werkstatt. Man kann sich vorstellen, dass so kein Betrieb finanziell überleben kann. Dieses Beispiel macht aber auch klar, warum gerade Universitätskliniken und Häuser der Maximalversorgung, die eben alle Leistungen anbieten können und je nach Situation wie in unserem Fall auch durchführen müssen, in diesem DRG-System oftmals in eine finanzielle Schieflage geraten.

Plötzlich schizophren

Es war unerträglich heiß in dem Raum. Eine Discokugel reflektierte Lichtkreise an die Tapeten, trotz Zigarettenqualm roch es nach Schweiß. Sina versuchte, sich an den Leuten vorbeizudrängen, die zu der Musik ihre Schultern und Arme bewegten. Rebecca tanzte nur drei Meter von ihr entfernt, doch bei der Lautstärke war es sinnlos, nach ihr zu rufen.

Sie konnte kaum klar denken. Neben ihr hüpfte ein junger Mann auf der Stelle und fuchtelte mit den Händen. Sie hob einen Arm vors Gesicht, damit er sie nicht traf, und schob sich an ihm vorbei. Sie hatte eine Bierflasche in der Hand, und in ihrem Kopf gab es nur einen Satz: Die mit dem? Die mit dem?

Vor ein paar Minuten hatte sie in der ebenfalls vollen Küche ihre beste Freundin Sandra neben Clemens stehen sehen, einem jungen Mann mit Seitenscheitel, der nach übereinstimmendem Urteil von ihr, Sandra und ihrer zweitbesten Freundin Rebecca »arrogant«, »unsympathisch«, »unattraktiv« und »nervig« war. Clemens war außerdem Rebeccas Ex-Freund. Die beiden hatten sich scheinbar belanglos unterhalten, und plötzlich hatte sich Sandras Hand nach unten bewegt und die Hand von Clemens gesucht. Auf Hüfthöhe hatten sich die Hände wie selbstverständlich umfasst und schließlich ineinander gefaltet. Sina wäre fast der Mund offen stehengeblieben.

Sina nahm einen großen Schluck aus der Bierflasche und stand schon fast neben Rebecca. Ihr fiel auf, dass Rebecca aussah, als hätte sie vor irgendetwas Angst. Sina hatte sich noch nicht ganz zu ihr hingebeugt, war noch nicht ganz an ihrem Ohr, während sie sagte: »Du wirst nicht glauben, was ich gerade in der Küche gesehen habe: Sandra mit ...«, da entglitten Rebecca auch schon die Gesichtszüge. Später wusste Sina nicht, ob sie den Satz wirklich zu Ende gesprochen hatte.

Rebecca fing an zu zappeln, auf eine unnatürliche, kranke Art. Ihre Finger verkrampften sich, ihr Hals verrenkte sich nach hinten, ihre Augen blickten starr an die Decke. Im ersten Augenblick hielt Sina diese Bewegung für die einzig passende Reaktion. Dann merkte sie, dass etwas nicht stimmte, und sie begann zu schreien.

»Hey! Becca! Was ist das denn! Leute!«, schrie sie.

Rebecca sank in ihre Arme und drückte sie mit ihrem ganzen Gewicht auf den Boden. Ihre Augen waren halb geöffnet, ihre Beine zuckten. Sina hatte etwas Derartiges noch nie gesehen. Es sah für sie nach einem epileptischen Anfall aus, aber genau konnte sie das nicht sagen. Rebecca war keine Epileptikerin, das hätte sie gewusst.

Es dauerte einige Sekunden, bis sich ein Kreis um Rebecca gebildet hatte, und noch mal einige Sekunden, bis viele Telefone gleichzeitig gezückt wurden und jemand vom Rand des Zimmers das hässliche, viel zu grelle Oberlicht anschaltete und die Musik etwas leiser drehte.

Als der Notarzt kam, hatten einige Gäste, die im Flur an der Wohnungstür standen, immer noch nicht mitbekommen, dass nicht weit von ihnen etwas Ernstes geschehen war. Deshalb prosteten sie den Sanitätern nur zu und lachten, als seien der schwere Koffer und der rote Anzug eine Verkleidung. Sie konnten sich nicht vorstellen, dass diese beiden, kaum älteren Männer mit ihren überhaupt nicht zu der Party passenden Gesichtsausdrücken etwas mit ihnen zu tun haben sollten.

Partyopfer

Ich hatte Nachtdienst, als Rebecca Blandt in die Notfallambulanz der Marburger Uniklinik kam. Die achtzehnjährige Frau war teilnahmslos und ihr Blick leer. Sie war stark geschminkt und wirkte außerordentlich mitgenommen. Ihre epileptischen Anfälle waren heftig und lang anhaltend.

Mit ihr im Krankenwagen gekommen war eine ebenfalls junge Frau, die sich als Sina Trauf vorstellte, einen leicht angetrunkenen Eindruck machte und von der ganzen Situation offensichtlich völlig überfordert war. Sie sah mich mit fragenden Augen an, aber es war überhaupt keine Zeit, ihr irgendetwas zu erklären, zumal sie ja auch keine Familienangehörige war und wir selbst noch nicht wussten, was uns erwartete.

Es war kaum möglich, Frau Blandt nach irgendwelchen Besonderheiten, Schmerzen oder weiteren, vorher aufgetretenen Symptomen zu befragen.

»Hatte Kopfschmerzen gestern. Auch davor«, sagte sie nur, bevor sie von einem weiteren Anfall geschüttelt wurde.

Einige Minuten später bemerkte sie noch, sie habe sich in den letzten Tagen ein wenig »grippig« gefühlt.

»War aber nicht weiter schlimm«, artikulierte sie mühsam, und die Augen fielen ihr zu. Danach konnten wir sie nicht mehr verstehen. Ihre Ausdrucksweise wurde wirr, und sie hatte Schwierigkeiten, die Lippen richtig zu bewegen.

Frau Blandt musste sofort auf die Intensivstation verlegt werden, und Sina Trauf konnte sie zunächst nicht begleiten, sondern sollte entweder im Gang oder in der Besucherschleuse warten.

Wegen der starken Anfälle musste Frau Blandt intubiert werden. Als Intubation bezeichnet man es, wenn ein Beatmungstubus in die Luftröhre eingebracht wird, um eine ausreichende Versorgung mit Sauerstoff zu gewährleisten.

Die junge Frau, die offensichtlich gerade noch ausgelassen gefeiert hatte, war nun auf künstliche Beatmung und unsere Maschinen angewiesen.

Schwere Zeiten für Krankenhäuser

Sie hatte Glück, in eine Klinik mit Maximalversorgung zu kommen, wo auch der Forschungsauftrag und die ständige Weiterbildung der Ärzte auf allen Gebieten entsprechend ernst genommen werden.

Leider sind Kliniken mit Maximalversorgung – das heißt mit einem gänzlich umfassenden Angebot an medizinischer Behandlung – schon lange nicht mehr selbstverständlich.

Nach Angaben des Verbandes der Krankenhausdirektoren Deutschlands haben im Jahre 2012 bereits 46,1 Prozent der Allgemeinkrankenhäuser und Unikliniken ein Defizit erwirtschaftet. Krankenhäuser der Maximalversorgung sind heute vielerorts selbst zu schwerkranken »Patienten« geworden, und es gibt makabrerweise bereits eine eigene Internetseite, die über das »Kliniksterben« berichtet.

Dies liegt nicht zuletzt am bereits erwähnten DRG-Abrechnungssystem. Erinnern wir uns: Im DRG-Abrechnungssystem werden die Krankenhauspatienten seit 2004 nicht mehr nach Liegezeiten, sondern je nach Diagnose und der Schwere ihres Falles abgerechnet.

Das bedeutet: Die Erkrankungen lassen sich durch das DRG-System in »lukrativ« und »weniger lukrativ« einteilen.

»Lukrativ« für eine Klinik sind die Erkrankungen, bei denen viele Apparate eingesetzt werden, etwa Beatmungsmaschinen oder Dialysegeräte, sowie Erkrankungen, die mit bestimmten Eingriffen behandelt werden, zum Beispiel mit einem Hüftgelenkersatz, einer Herzklappen-Operation oder einer Stammzelltransplantation. Bei diesen Krankheiten wird der Patient in eine besonders »lukrative« Fallgruppe eingeordnet, und die Klinik erhält mehr Geld.

Krankheiten jedoch, die weniger Apparate oder aufwendige Eingriffe erfordern, wie Hormonstörungen, Rheuma oder Kinderkrankheiten, werden vom DRG-System in »weniger lukrative« Fallgruppen eingestuft und bringen der Klinik daher einen deutlich geringeren Erlös.

Jedes Krankenhaus, das unter wirtschaftlichen Druck gerät, hat die Möglichkeit, die Fallzahl der Patienten zu steigern, also den Patientenzustrom insgesamt. Dies kann beispielsweise durch gleichbleibend gute Behandlungsqualität geschehen, wodurch mehr Patienten in die Klinik gezogen werden. An dieser Form der Erlössteigerung ist natürlich nichts auszusetzen.

Mit der Einführung des DRG-Systems ist jedoch noch eine weitere Möglichkeit hinzugekommen, wie eine Klinik ihren Gesamterlös steigern kann: durch eine Erhöhung der Fallschwere, also indem sie im Verhältnis mehr Patienten behandelt, deren Krankheiten aufwendige, apparative Eingriffe erfordern, beziehungsweise in der Tendenz insgesamt mehr auf aufwendige, apparative Behandlungen als Heilungsmethode setzt. Dies führt dann zu einem Boom an hochspezialisierten Fachkliniken, die nur noch Hüftprothesen oder Herzklappen einbauen.

Diese Entwicklung geht zu Lasten all der Kliniken mit einem umfassenden Versorgungsauftrag, die selbstverständlich auch alle »weniger lukrativen« Erkrankungen behandeln. Viele solcher Versorgungskrankenhäuser sind bereits in Konkurs gegangen oder wurden in private Fachkliniken für Hüftprothetik oder Herzerkrankungen umgewandelt.

Kliniken, die sich ausschließlich auf Hormonstörungen,

Rheuma, seltene Krankheiten oder komplexe Erkrankungen spezialisiert haben, wird es demnach immer weniger geben. Das DRG-System macht diese Erkrankungen und die entsprechenden ärztlichen Arbeitsformen zu finanziellen Verlierern.

Das DRG-System wurde damals vor allem aus zwei Gründen eingeführt: einerseits, um ärztliche Leistungen einheitlicher und vergleichbarer, also »gerechter« zu machen. Andererseits, um drohende Kostensteigerungen im Gesundheitssystem zu verhindern. Das erste Ziel wurde tatsächlich erreicht, mit dem DRG-System werden ärztliche Leistungen »gerechter« abgerechnet, wenn auch mit hohem bürokratischem Aufwand, der die ärztliche Tätigkeit oft frustrierend macht. Ob sich jedoch durch das DRG-System langfristig Kosten sparen lassen oder nicht an anderer Stelle neue Kosten aufgebläht werden, das scheint eine offene Frage zu sein.

Sina kam sich vor wie in einem schlechten Film. Aus der Party war plötzlich eine Art Horrortrip geworden. Statt banalen Sätzen wie »Die mit dem?« schwirrten ihr jetzt Fragen durch den Kopf wie: »Ist Rebecca noch am Leben? Wird sie wieder normal? Ist sie jetzt plötzlich verrückt geworden? Hat ihr gar jemand was in den Drink gemixt? Wird sie bald sterben?«

Eine unserer Intensivschwestern, die nicht viel älter als sie zu sein schien, war für ein paar Minuten zu ihr gekommen und hatte ihr die Hand kurz auf die Schulter gelegt. Aber Sina konnte sich schon nicht mehr daran erinnern, was die Schwester gesagt hatte.

Sie sah immer nur Rebecca in dem Krankenbett, den Beatmungstubus, die Elektroden und Zugänge. Ihre Freundin hatte solch einen seltsamen Gesichtsausdruck, einfach beängstigend. Sie hörte das Piepen der Maschinen, die man sofort an sie angeschlossen hatte. Aber da war sie gar nicht mehr dabei gewesen. Was geschah jetzt mit ihr? Wurde sie in ein künstliches Koma versetzt? Sina hatte gehört, dass dies manchmal gemacht werden musste und dass dann die Angehörigen neben dem Patienten saßen und ganz normal mit ihm redeten, weil er sie im Koma angeblich hören konnte.

Sina schüttelte den Kopf und zog ihr Handy aus der Tasche.

Die Intubation selbst verlief völlig problemlos. Der Kreislauf von Frau Blandt war stabil, das Blut wurde ausreichend mit Sauerstoff versorgt.

Dann aber traten Komplikationen auf, die für eine junge Frau, die noch nicht einmal das Alter von zwanzig Jahren erreicht hatte, ziemlich ungewöhnlich und besorgniserregend waren – es traten ernste Herzrhythmusstörungen auf, ein sogenannter atrioventrikulärer beziehungsweise AV-Block. Dabei sind die elektrischen Signale kurzzeitig gestört, welche die Pumptätigkeit des Herzens normalerweise regulieren.

Ein AV-Block ersten Grades ist eine leichte Form der Herzrhythmusstörung, bei der lediglich eine kleine Veränderung im EKG zu sehen ist. Dies bleibt meistens unbemerkt und bedarf in aller Regel auch keiner weiteren Behandlung. Bei einem AV-Block zweiten Grades fallen die elektrischen Signale bereits teilweise aus und können zu einem langsameren Herzschlag führen. Bei einem AV-Block dritten Grades ist der Ausfall vollständig, in diesem Fall leitet der Taktgeber aus dem Vorhof nicht mehr auf die Kammern über. Dies kann zu einem Herzstillstand führen.

Die Mediziner auf der Intensivstation – wir bezeichnen sie auch als Intensivmediziner – waren zwar überrascht, reagierten jedoch ruhig und souverän. Unverzüglich bekam Frau Blandt einen passageren Herzschrittmacher, der ihren Herzrhythmus wieder stabilisierte.

Die akute Gefahr eines Herzstillstands war somit gebannt. Wir hatten Zeit gewonnen und konnten uns jetzt auf die Suche nach der wahren Ursache der plötzlichen Erkrankung machen.

Sina saß währenddessen im Vorraum und informierte sich auf ihrem Handy über Epilepsie. Auf YouTube gelangte sie sofort an das Video eines Mannes, der auf einem Stuhl saß und anscheinend bei einem epileptischen Anfall gefilmt wurde. Das Bild bestand aus zwei Hälften: Rechts war der Mann zu sehen, der plötzlich zu zucken anfing, links eine Reihe von Aufzeichnungen, die aussahen wie seismographische Wellen bei einem Erdbeben. Das mussten die Hirnströme des Mannes sein.

Kurz vor dem Anfall wurden die Aufzeichnungen ganz schwarz vor Bewegung, dann krampften sich Arme und Beine des Mannes zusammen, sein Kopf zuckte unnatürlich nach hinten. Sina klickte das Video weg. Rebeccas Bewegungen hatten ganz ähnlich ausgesehen.

Sie las Erlebnisberichte in Foren, die mit Epilepsie zu tun hatten. »Diese Teufelserkrankung wird man nie wieder los«, schrieb einer. Aussagen, die so weder stimmen noch irgendeinem weiterhelfen. Aussagen, die zeigen, wie zweischneidig das Internet manchmal ist.

Konnte es sein, dass ihr Rebecca verschwiegen hatte, dass sie Epileptikerin war? Konnte die Information über ihren Ex-Freund Clemens wirklich eine Epilepsie ausgelöst haben? War es das flackernde Discolicht, das den Anfall ausgelöst haben könnte? Niemand schrieb von einer Epilepsie, die durch einen psychischen Schock ausgelöst worden war.

Irgendwo verbreitete jemand schließlich die Behauptung, Epilepsie gehe oft mit Schizophrenie einher. Sie las, dass schizophrene Menschen unter Wahnvorstellungen leiden können und manchmal Stimmen hören. Sina wusste nicht genau, was Schizophrenie war oder wie man mit dieser Krankheit umgehen konnte, doch für sie bedeutete »Schizophrenie« vor allem eins: verrückt.

Sie kramte ein paar Münzen aus ihrer Tasche und holte sich am Automaten einen faden Kaffee im Plastikbecher. Sie versuchte, sich in Erinnerung zu rufen, was genau sie Rebecca erzählt und ob diese ihren Satz eigentlich ganz gehört hatte. Weshalb sonst war sie zusammengebrochen? Heftig, dachte sie, Rebecca ist wegen Clemens verrückt geworden.

Je länger sie darüber nachdachte, desto merkwürdiger kam ihr auch Rebeccas Verhalten zu Beginn des Abends vor. Sie hatte mehrfach einzelne Sätze wiederholt und Sina im Gespräch überhaupt nicht ernst genommen.

Wann gilt eine Krankheit als selten?

Wann ist eine Krankheit überhaupt selten? Dies wird in verschiedenen Ländern unterschiedlich definiert. In Deutschland gilt eine Krankheit als selten, wenn nicht mehr als fünf von 10 000 Personen darunter leiden. Ein Hausarzt sieht dann im Schnitt höchstens einen Patienten mit solch einer Erkrankung pro Jahr – ob er diese Erkrankung dann auch richtig diagnostizieren kann, ist zumindest fraglich. In den USA ist die Definition etwas großzügiger: Dort sind solche Krankheiten selten, die von 10 000 Menschen weniger als sieben betreffen.

Fünf von zehntausend sieht auf den ersten Blick natürlich alles andere als häufig aus und hört sich nach einer Orchideenerkrankung an. Rechnet man diese Zahl jedoch auf achtzig Millionen hoch, also die Gesamtbevölkerung Deutschlands, kommt man bereits auf eine Zahl von 40 000. Selten ist demnach eine Erkrankung, die nicht mehr als 40 000 Menschen in Deutschland betrifft – das ist doch schon eine ganze Menge.

Man muss aber wissen, dass die Zahl der »seltenen Erkrankungen« insgesamt sehr groß ist. So geht man davon aus, dass es etwa 8000 unterschiedliche seltene Erkrankungen gibt, wodurch die Zahl der von seltenen Erkrankungen Betroffenen recht groß wird. Nimmt man alle seltenen Erkrankungen zusammen, dann leiden hierzulande rund fünf Prozent der Bevölkerung mehr oder weniger stark unter einer seltenen Krankheit. Fänden sich alle Betroffenen mit ihren Familien als Partei zusammen, wäre problemlos der Einzug in den Bundestag zu schaffen. Es lohnt sich also, seltene Erkrankungen genauso ernst zu nehmen wie die häufigen. Dieses Anliegen verfolgt die Organisation ACHSE, die »Allianz chronischer, seltener Erkrankungen«. Gerade in den letzten Jahren haben viele Menschen und Verbände, von unserer früheren »First Lady«, Frau Eva Luise Köhler, bis hin zur bereits erwähnten ACHSE sehr viel zum Wohle der Patienten mit seltenen Erkrankungen erreicht. Sogar die Bundesregierung engagiert sich für eine verbesserte Versorgung von Patienten mit seltenen Erkrankungen, was aber auch bitter notwendig ist. Denn leider werden seltene Erkrankungen durch das DRG-Abrechnungssystem nicht nur benachteiligt, sondern auch als »Forschungsobjekt« völlig unterschätzt. Es wird heute viel mehr Geld beispielsweise in Tierversuche gesteckt als in die Erforschung seltener Krankheiten des Menschen.

Einen spannenden Weg schlägt Harold Elliot Varmus vor, der Nobelpreisträger für Medizin des Jahres 1989 und Direktor des National Cancer Institute an den renommierten National Institutes of Health in Bethesda, Maryland, in den USA. Varmus regt an, wir sollten uns wieder mehr auf die Zielgruppe konzentrieren, die wir wirklich heilen wollen.

Das sind nun mal unsere Patienten und nicht künstlich krank gemachte Labormäuse.

Er schlägt vor, Patienten näher zu untersuchen, die eine eigentlich tödlich verlaufende Erkrankung zur Überraschung aller überlebt haben. Solche Glücksfälle gibt es Gott sei Dank immer wieder. Diese Patienten werden von Forschern zurzeit nicht weiter beachtet, warum auch – sie sind ja gesund. Aber gerade da verschenkt die Medizin ein unglaubliches Forschungspotenzial.

Wäre es nicht sinnvoller, gerade bei diesen Patienten herauszufinden, warum sie überlebt haben, statt zu versuchen, das Leben von Labortieren zu retten, die wir vorher krank gemacht haben? Wenn wir die Schutzmechanismen identifizieren könnten, die in den seltenen Ausnahmefällen zum Überleben einer eigentlich tödlichen Erkrankung führen, wären wir einen großen Schritt weiter.

Meiner Meinung nach brauchen wir dafür ein Umdenken in der Schwerpunktverteilung der Forschungsausgaben: Weniger theoretische Institute, mehr patientenorientierte Forschung unter Einbeziehung seltener und nicht nachvollziehbarer Krankheitsverläufe. Dies soll nicht bedeuten, dass wir keine theoretischen Institute mehr brauchten. Ganz im Gegenteil – nur sollten Theoretiker enger mit Klinikern zusammenarbeiten und sich auch für deren Probleme interessieren. Schließlich wollen alle im Kampf gegen schwerwiegende Erkrankungen gewinnen, und das geht gemeinsam nun mal wesentlich besser.

Weiterbildung lohnt sich

Nachdem Rebecca Blandt einen Herzschrittmacher bekommen hatte, machten sich die Kollegen aus der Neurologie auf die Suche nach der Ursache der schweren Krampfanfälle. Warum hatte eine so junge Frau plötzlich epileptische Anfälle bekommen?

Wäre Frau Blandt nicht in die Uniklinik gekommen, man hätte womöglich eine Epilepsie bei ihr diagnostiziert, und zusammen mit den wahnhaften Zuständen, die kurz vor der Intubation aufgetreten waren, vielleicht sogar eine Schizophrenie. Doch unsere Neurologen waren vor kurzem auf einem Kongress gewesen, wo sie genau das erfahren hatten, was sie jetzt anwenden konnten.

Bei jungen Frauen mit plötzlichen epileptischen Anfällen steckt manchmal gar keine primäre Epilepsie dahinter, sondern eine seltene Autoimmunkrankheit: Dabei hält der Körper einen körpereigenen Eiweißstoff, den sogenannten NMDA-Rezeptor, für fremd und bildet dagegen Abwehrstoffe (Antikörper).

Dies löst eine Entzündung im Gehirn aus, deshalb lautet der Name der Erkrankung vollständig: Anti-NMDA-Rezeptor-Enzephalitis. Typischerweise haben die Patienten vorher einen fieberhaften Infekt, dann kommt es zu Wesensveränderungen bis hin zu Psychosen und auch zu schweren Krampfanfällen. Genau diese Konstellation fand sich bei der jungen Patientin.

Sina spürte im Wartezimmer immer stärkere Müdigkeit. Alles, was sie gelesen hatte, schien sich traumartig miteinander zu verbinden. Schizophrenie, Epilepsie, Rebecca, Sandra und Clemens. Der Kaffee machte sie nur noch müder.

Nach einer Stunde tauchte Sandra in der Klinik auf. Sie

hatte eine ziemliche Fahne, und Clemens war weit und breit nicht zu sehen. Sie umarmte Sina lange, dann sahen sich die beiden jungen Frauen an.

»Ich glaub's nicht«, sagte Sina.

»Was?«

»Ich hätte ihr das nicht erzählen dürfen.«

»Was denn?«

»Das mit dir und Clemens natürlich.«

Sandra zuckte zusammen und runzelte die Stirn. »Was soll denn da sein?«

»Ich hab gesehen, wie er deine Hand genommen hat.«

»Und?« Sandra schien tatsächlich nicht zu wissen, worum es ging.

»Na, das musste ich doch Rebecca erzählen! Oder nicht? Und dann ist sie sofort zusammengebrochen. Wahrscheinlich deswegen.«

Sandra sah sie verdattert an und brach in Gelächter aus. »Ich und Clemens?«, fragte sie und lachte noch mehr. Sina konnte bald nicht mehr anders, als in das Gelächter einzustimmen. Dann aber fiel den beiden schlagartig wieder ein, was mit Rebecca geschehen war und dass sie sich in einer Klinik befanden.

»Ich weiß, er hat meine Hand genommen«, sagte Sandra, »das fand ich auch irgendwie komisch. Aber das hat überhaupt nichts zu bedeuten.«

»Dann bin ich ja beruhigt. Aber vielleicht hat es trotzdem bei Rebecca den Anfall ausgelöst, selbst wenn es nicht stimmt. Kann das nicht sein?«

»Glaube ich nicht.«

»Sicher?«

Die beiden jungen Frauen verbrachten noch einige Zeit im Wartezimmer, tranken Kaffee und forschten im Internet nach den Ursachen von Epilepsie, bevor wir sie nach Hause schickten. Sie würden ihrer Freundin im Moment nicht helfen können, und es wäre für alle hilfreicher, wenn sie wiederkämen, wenn Frau Blandt wieder aus der Narkose geweckt würde. In diesen Phasen ist es für die Patienten oftmals beruhigend, gute Freunde und Familienangehörige zur Seite zu haben.

Die Neurologen gaben Frau Blandt Medikamente, um die Immunreaktion wieder ins normale Lot zu bringen: Immunglobuline und Kortison. Schon nach wenigen Tagen ging es Rebecca Blandt viel besser, die Krampfanfälle traten viel seltener auf und verschwanden im weiteren Verlauf komplett.

Eine Anti-NMDA-Rezeptor-Enzephalitis ist eine sehr seltene Erkrankung, die erst im Jahr 2007 überhaupt entdeckt wurde. Weltweit wurden bislang noch nicht einmal tausend Fälle beschrieben. Über diese Krankheit wissen wir immer noch relativ wenig. Es handelt sich im Grunde genommen um eine Autoimmunerkrankung, bei der sich Antikörper gegen den N-Methyl-D-Aspartat-Rezeptor richten, einen wichtigen Rezeptor im Gehirn. Wie bei vielen Autoimmunerkrankungen erkranken auch hier mehr Frauen als Männer (80 Prozent Frauen versus 20 Prozent Männer), wobei meist jüngere Frauen (im Mittel 23 Jahre) von dieser Erkrankung betroffen sind. Der NMDA-Rezeptor ist ein sogenannter »ionotroper Glutamatrezeptor«, das heißt, es handelt sich hier um einen Ionenkanal, der durch die Bindung von Glutamat aktiviert werden kann. Koppelt sich Glutamat an die entsprechende Bindungsstelle des Rezeptors an, dann wird der Rezeptor durchgängig für Kalzium, und die damit gekoppelten Reaktionen werden aktiviert.

Eine Anti-NMDA-Rezeptor-Enzephalitis beginnt meistens mit Fieber und Kopfschmerzen. Wenige Tage später kommt es dann aber plötzlich zu einer dramatischen Verschlechterung. Dabei zeigen sich manchmal schwere psychische Störungen, verbunden mit Angst, Agitiertheit, bizarrem Verhalten, Halluzinationen, verwirrtem Denken. Dazu kommen Symptome wie Schlaflosigkeit, Gedächtnisverlust, Krampfanfälle, Störungen des Bewusstseins sowie Regungslosigkeit. Es können zudem Dyskinesien beobachtet werden, also unkoordinierte Bewegungen vor allem im Mund- oder Gesichtsbereich, und man findet Sprachstörungen in unterschiedlicher Ausprägung (von Mutismus bis zu reduziertem Sprachvermögen). Häufig wird bereits in der Frühphase eine sogenannte Echolalie beobachtet, das heißt, der Erkrankte wiederholt zwanghaft die Worte und Sätze, die sein Gegenüber gerade gesagt hat. Hinzu kommen Störungen der autonomen Regulation in Form von Fieber, stark schwankender Blutdruckwerte, sehr schnellem bis hin zu sehr langsamem Herzschlag. Es wurden auch – wie bei unserer Patientin – komplette Herzstillstände beschrieben sowie das Aussetzen der Atmung, was dann eine Schrittmacheranlage beziehungsweise künstliche Beatmung notwendig macht.

Bei den Frauen findet sich häufig als Auslöser eine Art Eierstocktumor (Teratom), der auch Nervenzellen enthält, gegen die von der Patientin Antikörper – letztendlich aber eben auch Autoantikörper – gebildet werden. Daher sollte man bei Verdacht auf eine Anti-NMDA-Rezeptor-Enzephalitis bei Frauen unbedingt auch nach einem Ovarialtumor beziehungsweise Teratom fahnden. Zur Diagnosesicherung wird neben dem Antikörpernachweis gegen die NMDA-Rezeptoren (im Liquor, das heißt der Gehirn-Rückenmarks-Flüssigkeit, und im Blut) auch noch die Zellzahl im Liquor bestimmt, die in der Regel erhöht ist. Häufig finden sich EEG-Veränderungen sowie Auffälligkeiten im MRT des Gehirns.

Wenn frühzeitig therapiert wird, dann kann es bei etwa

75 Prozent der Erkrankten zu einer Heilung beziehungsweise einer erfreulichen Besserung kommen. Allerdings verster-
ben knapp fünf Prozent der Erkrankten, und etwa 20 Prozent
der Patienten überleben diese schwere Erkrankung nur mit
erheblichen neurologischen Defiziten.

Besonders tragisch an dieser Erkrankung ist jedoch: Bei der
schweren Hirnhautentzündung kann es neben epileptischen
Krämpfen auch zu psychischen Beschwerden und Auffälligkeiten kommen. Die Betroffenen erscheinen dann tatsächlich
wahnhaft und schizophren und werden in eine psychiatrische
Klinik eingewiesen. Experten schätzen, dass bis zu zehn Prozent aller Patienten mit einer Schizophrenie im Grunde genommen eine Erkrankung mit Antikörpern gegen NMDA-
Rezeptoren haben. Diese Patienten werden meistens
überhaupt nicht richtig behandelt, sondern mit der Diagnose
schwere Schizophrenie in psychiatrische Kliniken eingewiesen und dort – man muss es leider so sagen – mehr oder weniger ihrem Schicksal überlassen. Denn die Beschwerden bei
Schizophrenie kann man meistens nur lindern und mit Medikamenten in Schach halten, oft jedoch nicht gänzlich heilen.

Nur weil unsere Neurologen aufgrund der Vorgeschichte
gleich an die Erkrankung durch NMDA-Rezeptor-Antikör-
per gedacht hatten, konnte die junge Frau optimal behandelt
werden und erholte sich in kurzer Zeit vollständig.

Ohne die entsprechende Forschung und Weiterbildung in
diese Richtung, für die nun mal vor allem Universitätskliniken da sind, wäre dies sicherlich nicht so erfreulich verlaufen.
Dies sind dann die Tage, an denen man froh und glücklich ist,
an einer Universitätsklinik arbeiten zu dürfen.

Die Wurzel des Übels

Noah hörte Sirenen und drehte sich um, doch es war nur ein Krankenwagen. Einen Moment lang hatte er geglaubt, es wäre die Polizei auf der Suche nach ihm. Vielleicht war sein Vater früher aus der Praxis nach Hause gekommen und hatte alles entdeckt.

Er nahm seinen Fußball in die Hand, als der Krankenwagen vorbeirauschte. Hier auf dem Dorf sah man selten Krankenwagen, nur manchmal hörte man nachts auf der Bundesstraße das Jaulen der Sirenen. Dann wusste er meistens nicht, ob es die Feuerwehr war oder ein Krankenwagen. Gebrannt hatte es in der Gegend noch nie. Bei der Feuerwehr hatte er einmal beim Dorffest vorne mitfahren dürfen.

Er rannte und versuchte, den Krankenwagen zu sehen, doch der war schnell außer Sichtweite. Er trat so hart gegen den Ball, dass es einen dumpfen Knall gab und der Ball weit aufs Feld hinter die Büsche flog.

Lustlos trottete er dem Ball hinterher. Es war ein teurer, echter, aus sechs Panels zusammengesetzter »Brazuca«-Weltmeisterschaftsball. Seinem Vater würde es gar nicht gefallen, wenn der auch noch weg war. Jetzt sah er, dass vorne zwischen den Häusern Blaulicht blinkte. Die Sirene war ausgeschaltet, es blinkte stumm. Der Wagen musste irgendwo in der Nähe von seiner Großmutter stehen geblieben sein. Er nahm den Fußball und rannte, so schnell er konnte.

Der Krankenwagen stand vor dem kleinen, dicht zugewachsenen Garten. Noah war völlig aus der Puste. Er sah gerade noch, wie jemand auf einer Trage in das Auto geschoben wurde. Das musste Oma sein, aber sie bewegte sich nicht. Er rief von weitem nach ihr, doch niemand schien ihn zu hören.

Plötzlich wurde das Blaulicht ausgeschaltet, und der Wagen fuhr los. Noah rannte zum Haus seiner Großmutter und klingelte Sturm. Niemand öffnete die Tür, aber zurück nach Hause konnte er auch nicht. Er setzte sich auf die Stufen und wartete.

Gefährliche Eindringlinge

Irene Grosser kam in einem äußerst kritischen Zustand in die Marburger Uniklinik. Sie litt unter einem hochfiebrigen Infekt und hatte mit letzter Kraft einen Krankenwagen gerufen, der sie von zu Hause abholte. Schon im Krankenwagen verschlechterte sich ihr Zustand rapide. Ihr wurde Blut abgenommen, und sie wurde sofort untersucht. Schnell stellte sich heraus: Frau Grosser litt unter einer Sepsis, also einer akuten Blutvergiftung.

Bakterien schwammen regelrecht in ihrem Blut und konnten sich munter in ihrem Körper ausbreiten. Damit ist nicht zu spaßen, eine Sepsis endet häufig tödlich.

Frau Grosser wurde sofort auf die Intensivstation verlegt. An der Erstdiagnose Blutvergiftung gab es keinen Zweifel. Die Diagnose selbst war diesmal also nicht das Problem. Fest stand: Bakterien vergifteten ihr Blut. Irgendwo in ihrem Körper war ein septischer Herd, aus welchem giftige Stoffe in ihren Kreislauf gelangten.

Unser Körper ist ständig mit einer gewissen Anzahl potenziell eindringender Bakterien konfrontiert. Unser Immunsystem kann diese Bakterien jedoch normalerweise unter Kontrolle halten und ihre Ausbreitung in aller Regel eindämmen.

Nur wenn die Bakterien über schlecht durch das Immunsystem geschützte Körperregionen Einlass bekommen, können sie die körpereigene Barriere überwinden. Dann genügt manchmal schon eine geringe Anzahl eigentlich harmloser Bakterien, um eine Sepsis auszulösen. Oder die Anzahl der Bakterien ist gleich von Beginn an so massiv, dass der Körper sich nicht gegen sie wehren kann.

Dies alles wussten die Ärzte sofort nach der ersten Blutuntersuchung. Doch mit der Diagnose war Frau Grosser noch lange nicht geheilt.

Denn keiner konnte sagen, woher die Bakterien kamen, wo sich der septische Brandherd befand. Die Ursache einer Blutvergiftung zu finden ist manchmal gar nicht so einfach. Nicht immer tritt gewissermaßen irgendwo sichtbar »Rauch« aus. Der menschliche Körper ist wie ein großes, unübersichtliches und vertracktes Gebäude mit vielen Belüftungskanälen und Fluchtwegen. Irgendwo in diesem Gebäude drang bei Frau Grosser giftiger Dampf in die Lüftungen. Die Zeit drängte.

Die Sepsis ist der klassische Fall einer Erkrankung, bei der es überhaupt nichts hilft, nur an den Symptomen herumzudoktern. Einige von Frau Grossers Beschwerden konnten zwar kurzfristig mit Antibiotika gelindert werden, doch solange der Herd der Bakterien nicht gefunden und ausgeschaltet werden konnte, würde sich ihr Zustand weiter verschlechtern.

Eine Sepsis klingt zunächst einfach, ist jedoch als Erkrankung relativ komplex. Nach Schuster und Werdan lautet die Definition einer Sepsis: »die Gesamtheit der lebensbedrohlichen, klinischen Krankheitserscheinungen und pathophysiologischen Veränderungen als Reaktion auf die Aktion pathogener Keime und ihrer Produkte, die aus einem Infektionsherd in den Blutstrom eindringen, die großen biologischen Kaskadensysteme und spezielle Zellsysteme aktivieren und die Bildung und Freisetzung humoraler und zellulärer Mediatoren auslösen«.

Man schätzt, dass alleine in Deutschland etwa 150000 Menschen pro Jahr an einer Sepsis erkranken, wobei etwa die Hälfte der Betroffenen stirbt. Damit gehört die Sepsis zu den großen lebensbedrohlichen Erkrankungen.

Manchmal tritt eine Sepsis im Rahmen einer offenen Verletzung und Verunreinigung der Wunde auf, durch welche Bakterien im ungünstigen Fall ungehindert in die Blutbahn gelangen können.

Doch Frau Grosser war völlig unverletzt und konnte auch über keine entsprechenden Erlebnisse oder Unfälle in letzter Zeit berichten. Sie klagte auch nicht über Schmerzen.

Es blieb also keine andere Wahl, als möglichst schnell und umfassend nach dem Brandherd zu suchen.

Frau Grosser wurde von allen Spezialisten, die unser Haus zur Verfügung hatte, gründlich untersucht. Das ganze »Sonderermittlungskommando« der medizinischen Feuerwehr war praktisch im Einsatz.

Teamarbeit hilft

»Sonderermittlungskommando« meine ich ernst. Viele Fälle, denen ich in der Klinik begegne, sind tatsächlich eher einfach zu lösen. Oft weiß schon meine – überaus pfiffige und routinierte – Sekretärin die richtige Diagnose. Für Universitätsmediziner sind diese dann schon fast ein wenig langweilig.

Manchmal aber sind die Fälle so komplex, dass ich immer wieder sehr froh darüber bin, in einer Universitätsklinik arbeiten zu dürfen, wo man prinzipiell für alle Probleme die richtigen Experten vor Ort hat. Solche Patienten verlangen dann tatsächlich ein ganzes Sonderermittlungskommando.

Hier vor Ort haben wir ein großartiges Team von »Ermittlern« zusammengestellt – ärgerlich ist manchmal nur, dass immer wieder »Headhunter« versuchen, das Team auseinanderzureißen, indem sie den Mitgliedern lukrative Chefarztpositionen anbieten. Das ist oft schade, lässt sich aber natürlich nicht ändern und hat den Vorteil, dass sich unsere besten Kliniker auch an den besten Kliniken Deutschlands weiterentwickeln können.

Bei den richtig kniffligen Fällen führen wir an unserem »Zentrum für unerkannte und seltene Erkrankungen« mit der vielsagenden Abkürzung »ZusE« (nur zufällig angelehnt an den genialen Erfinder Konrad Zuse, der den ersten Computer entwickelte, dessen Urururenkel-Modelle uns heutzutage bei der täglichen Recherchearbeit so unsagbar viel Hilfe leisten) Teamsitzungen in der Art eines Sonderermittlungskommandos durch. Vertreter aller Schwerpunkte der Medizin, von der Neurologie bis zur Radiologie, von der Allgemeinmedizin bis zur Onkologie, von der Psychosomatik bis zur Nephrologie und viele mehr, sind bei einer solchen Sitzung anwesend und können ihre Gedanken und Ideen im Sinne eines »Brainstorming« frei einbringen.

Der komplexe Fall wird jeweils von einem »Kümmerer« unseres Teams vorgestellt, mit Anamnese, Laborbefunden und allen Informationen, die zur Verfügung stehen.

Dann passiert etwas, was wahrscheinlich manchem Betriebswirtschaftler und Controller in anderen Kliniken die Haare zu Berge stehen lässt – es wird diskutiert. Und zwar so lange, bis sich alle Experten entweder einig sind oder zumindest ein Diagnoseplan erstellt ist, der dem Patienten weiterhilft. Im Schnitt dauert so eine Diskussion pro Patient zwar nur zwanzig Minuten, bedenkt man aber, dass hierbei mindestens zehn erfahrene Ärzte mitdenken, kommt man insgesamt auf mehr als drei Stunden »Arzt-Brain-Zeit« für jeden Patienten.

Wie viele Herzkatheter-Untersuchungen könnte man in drei Stunden durchführen? Wie viele Computer- oder Magnetresonanztomographien? Dies mag sich der Controller fragen. Doch ich bin mir sicher: Diese drei Stunden »Nachdenkzeit« lohnen sich zumindest für den Patienten immer. Es kommen immer wieder neue Gedanken und Ideen zum Vorschein, die keiner von uns alleine so gehabt hätte. Die vorgetragenen Gedanken werden jeweils protokolliert und in der Folge weiter abgearbeitet, bis wir eine belastbare Diagnose haben.

Noah wartete vor der Haustür seiner Oma, bis es dunkel wurde. Zwischendurch stand er auf und kickte den Ball gegen die Hauswand, dann suchte er den Boden nach Steinchen ab, die er gegen den Zaun werfen konnte. Ihm wurde langsam kalt. Er machte sich große Sorgen um seine Großmutter. Außerdem sah er ständig das Aquarium seines Vaters vor sich und die nassen Flecke auf dem Teppich. Um irgendetwas zu tun, hatte er die toten Fische vorsichtig nebeneinander auf Küchenpapier plaziert und sie dann mit einem sauberen Küchenhandtuch bedeckt.

Sein Vater hatte die Fische bei einer Spezialfirma über das Internet bestellt, die sie in einem Wassertank direkt nach Hause geliefert hatte.

Er wusste nicht, wie spät es war. Eine Armbanduhr besaß er nicht. Einmal hörte er von weitem eine Kirchturmuhr schlagen. Demnach war es sieben Uhr, aber er konnte sich bei den Schlägen genauso gut verzählt haben.

Ab und zu fuhr ein Auto vorbei, jedes Mal versteckte er

sich hinter dem Haus. Er hatte Angst, es könnte sein Vater sein. Allerdings dämmerte ihm bald, dass es nicht ewig so weitergehen würde und dass er nicht die Kraft hatte, sich die ganze Nacht über irgendwo zu verstecken. Er probierte, durch die Fenster ins Haus seiner Großmutter einzusteigen, doch alle Fenster waren geschlossen, und er traute sich nicht, eins davon einzuschlagen. Sein Vater würde schnell daraufkommen, wo er war.

Es war schon nach neun, als das altbekannte Auto plötzlich vor dem Zaun stand. Noah sah seinen Vater zu spät. Weglaufen war lächerlich. Er entschied, dass es besser war, mitzukommen.

Günther Grosser stand neben dem Auto und hielt die Tür auf. Er begrüßte seinen Sohn nicht, sah ihn nur strafend an.

Sie fuhren schweigend im Auto nach Hause. Noah drückte das Gesicht gegen die Fensterscheibe, konnte aber in der Dunkelheit auf den Feldern kaum etwas erkennen.

Als sie vor der Garage standen und Noah die Tür aufmachen wollte, drückte sein Vater die Zentralverriegelung. Es klackte.

»Wir sind hier noch nicht fertig«, sagte er.

Noah schwieg.

»Du weißt doch, worum es geht, oder?« Herr Grosser drehte sich zu ihm um.

Noah sah angestrengt auf die Fußmatte.

»Hast du mir vielleicht etwas zu sagen?«

»Papa, ich weiß«, nuschelte Noah, »es tut mir leid.«

»Ach ja? Weißt du, wie viel die Fische wert sind?«

»Sehr viel«, antwortete Noah, »sehr, sehr viel. Ich weiß. Was ist mit Oma passiert?«

»Richtig. Die Fische sind sehr viel wert. Oma ist im Krankenhaus, aber das wird nichts Ernstes sein. Du solltest sie einmal pro Woche füttern. Ein einziges Mal. Deckel auf, Futter rein, Deckel wieder zu. Ist das wirklich so schwer? Ist das zu viel Verantwortung?«

»Nein«, sagte Noah, »aber ich habe einfach vergessen, den Deckel wieder draufzutun. Kann doch mal passieren. Ich wusste ja nicht, dass sie rausspringen. Jeder macht mal einen Fehler, okay?«

»Ich nicht«, erwiderte sein Vater, »ich kann mir bei meiner Arbeit auch keine Fehler leisten.«

»Tut mir leid«, wiederholte Noah.

»Was glaubst du, was los ist, wenn ich einem Patienten den falschen Zahn ziehe?« Sein Vater presste nur die Lippen aufeinander und schüttelte den Kopf.

Sie saßen noch eine Minute lang schweigend im Auto, dann seufzte Grosser missbilligend und drückte endlich den Entriegelungsknopf. Noah riss die Tür auf und trottete auf sein Zimmer.

Die Untersuchungen dauerten nicht lange, doch weder der Gynäkologe noch der Hals-Nasen-Ohren-Arzt konnte den septischen Brandherd bei Frau Grosser ausfindig machen. Es ging ihr immer schlechter.

An die Geräte angeschlossen, lag Frau Grosser auf der Intensivstation, und niemand wusste recht weiter.

Man unterscheidet vier Schweregrade einer Sepsis: erstens das sogenannte systemische inflammatorische Response-Syndrom (SIRS), also eine etwas schwerere Entzündung. Zweitens die reguläre Sepsis, drittens die schwere Sepsis und schließlich viertens den septischen Schock.

Frau Grosser befand sich zwischen dem dritten und vierten Stadium. Sie konnte es sich nicht leisten, noch mehr Zeit zu verlieren. Es kamen alle möglichen Spezialisten zu der schwerkranken Patientin ans Bett, vom Gastroenterologen über den Kardiologen bis hin zum Hämato-Onkologen. Es wurden Blutkulturen abgenommen und engmaschig die Laborwerte kontrolliert.

Doch keiner der Experten konnte die Keimquelle finden. Es war wie verhext. Die Bakterien konnten unmöglich einfach so aus dem Nichts kommen. Irgendwo musste die Quelle sein. Nur wo?

Als ich sie als Diensthabender an einem Wochenende zu Gesicht bekam, hatte Frau Grosser schon beinahe das Bewusstsein verloren. Sie war kaum noch ansprechbar. Das hohe Fieber hatte sie bereits in eine Art Delirium versetzt. Sie konnte kaum aus eigener Kraft Luft holen und stand kurz davor, künstlich beatmet zu werden. Die Bakterien hatten bereits die Funktion wichtiger Organe in Mitleidenschaft gezogen. Uns blieb nicht viel Zeit.

Ich sah mir nochmals ihre Unterlagen an und konnte keinen Fehler entdecken. Alles war ordentlich dokumentiert. Sämtliche Spezialisten hatten sie ordnungsgemäß, letztendlich aber doch erfolglos nach der Bakterienquelle abgesucht.

Keiner unserer Experten hatte etwas gefunden. Ich ging die Liste mit den Experten noch mal mit dem zuständigen Assistenzarzt durch und stockte auf einmal. Es fehlte ein Zahnarzt. Eine zahnärztliche Untersuchung war von unserer Seite bislang nicht erfolgt.

Ich teilte meinen Verdacht dem Assistenzarzt mit, der die bisherigen Untersuchungen koordiniert hatte. »Was ist mit der Zahnuntersuchung?«, fragte ich.

»An den Zähnen kann es nicht liegen«, antwortete er, »sie war erst kürzlich beim Zahnarzt.«

»Okay? Und warum nicht? Was hat der gemacht?«

»Solange sie noch ansprechbar war, hat sie es abgelehnt, dass wir ihre Zähne von unseren Zahnklinikern untersuchen lassen.«

»Aha. Wieso das?« Das war immerhin ungewöhnlich.

»Der sie betreuende Zahnarzt ist anscheinend ihr Sohn.«

»Oh.«

»Und auf den lässt sie nichts kommen. Sie hat mehrfach versichert, dass ihr Sohn ihre Zähne grundsaniert hat. Inklusive einer umfassenden Wurzelsanierung. Da ist wohl alles gemacht.« Der Assistenzarzt zog die Augenbrauen hoch. »Kann man nichts machen.«

»Doch«, sagte ich. »Das will ich lieber noch mal persönlich von ihm hören. Schließlich haben wir keine Zeit zu verlieren.«

Ich suchte in den Unterlagen die Nummer heraus und rief den Zahnarzt an.

Hochmut kommt vor dem Fall

Der Sohn von Irene Grosser, Dr. med. dent. Günther Grosser, klang am Telefon genervt, ja fast wütend.

»Es geht um Ihre Mutter«, sagte ich. »Sie ist ja hier bei uns auf der Intensivstation.«

»Das habe ich auch schon mitbekommen«, nuschelte er, als sei die ganze Angelegenheit für ihn vor allem eins: lästig.

»Sie hat eine Blutvergiftung«, ergänzte ich.

»Ich weiß«, kam es mürrisch zurück.

»Wir können aber bislang die Ursache der Vergiftung nicht ausmachen.«

»Wieso können Sie das denn nicht?«

»Die Sache scheint nicht ganz einfach zu sein«, entgegnete ich, »aus diesem Grund rufe ich Sie ja an.«

»Ich höre?«

Es kommt selten vor, dass mir Menschen schon am Telefon

unsympathisch sind, doch bei ihm konnte ich mich gegen den Eindruck kaum wehren.

»Um noch mal ganz sicher auszuschließen«, erklärte ich möglichst freundlich, »dass die Bakterieninfektion aus dem Zahnbereich kommt, wollte ich Sie fragen …?«

»Was?«

»Ihre Mutter sagte, Sie hätten ihre Zähne inklusive einer Zahnwurzelbehandlung vor einiger Zeit grundsaniert.«

»Allerdings. Und ich kann Ihnen sagen: An den Zähnen ist alles in Ordnung.«

»Ich wollte Ihnen deshalb vorschlagen, Ihre Mutter noch mal hier bei uns gründlich untersuchen zu lassen.«

Ich hörte ein seltsames Geräusch. Er stieß anscheinend Luft durch die Nase aus.

»Das kann ja wohl nicht wahr sein«, schnaubte er verächtlich.

»Wie bitte?«

»Herr Kollege«, sagte er, als spreche er mit einem Schüler, »machen wir uns doch nichts vor. Wenn Sie meine Mutter jetzt noch mal untersuchen lassen wollen, dann ganz bestimmt nur aus einem Grund.«

»Ja?«

»Weil sie Privatpatientin ist. Darum geht es doch. Sie wollen abkassieren.«

»Wie bitte?«, fragte ich und war ernsthaft entrüstet. »Ob Ihre Mutter Privatpatientin ist, interessiert mich überhaupt nicht. Es geht ihr außerordentlich schlecht, und wenn wir jetzt nicht alles unternehmen, wird sie die Blutvergiftung nicht überleben.«

»Ist schon klar. Ich kenne das doch. Sie brauchen mir nichts vorzumachen. Wer Privatpatient ist, der wird immer dreifach untersucht. Kann man ja alles schön abrechnen, oder?«

Verärgert legte ich auf. Der Zahnarzt hatte mich nicht überzeugt. Und er konnte mich auch nicht davon abhalten, seine Mutter noch einmal untersuchen zu lassen. Schließlich ging es hier um Leben und Tod. Wir mussten aufgrund des dramatischen Verlaufes ein CT des Schädels machen, um sicher zu sein, dass sich keine Eiterherde im Gehirn breitmachten. Die geschwächte Patientin stimmte dieser Untersuchung mit einem kurzen Nicken zu. Ich bat meinen radiologischen Kollegen Dr. Eduard Wißer, diese Untersuchung möglichst sofort durchzuführen und dabei auch noch sämtliche Zähne mit zu erfassen. Er sollte dort gezielt nach Eiterherden fahnden – insbesondere bei den Zähnen, an denen der geifernde Sohn im Rahmen einer Wurzelbehandlung rumgebohrt hatte.

Seit dem Gespräch mit Günther Grosser war noch keine Stunde vergangen, da klingelte auch schon das Telefon auf der Station. Es war der zuständige Radiologe Eduard Wißer.

»Riesig«, sagte er nur.

»Was?«, fragte ich, konnte es mir aber schon denken.

»Da ist ein riesiger Eiterherd an der Spitze der behandelten Zahnwurzeln der Zähne 26 und 27, also der beiden hinteren Backenzähne am linken Oberkiefer.«

»Also doch?«

»Kein Zweifel«, sagte der Radiologe, »ich schicke dir die Bilder gleich rüber. Ruf am besten schon mal unsere Zahnis an, dass die gleich wen rüberschicken. Echt krass.«

Der Brandherd war gefunden. Die Bakterien kamen aus ihrer offenbar nicht fachgerecht sanierten Zahnwurzel.

Noch am gleichen Tag zog einer unserer Zahnärzte die beiden von ihrem Sohn behandelten Backenzähne. Ihm schwappte der pure Eiter entgegen. Auf den abgestorbenen Zähnen hatte ihr Sohn eine Prothese gesetzt, und dahinter konnte sich der Eiter, von Frau Grosser selbst unbemerkt, über Wochen hinweg ansammeln. Von diesem Herd aus überschwemmten die Bakterien ihren Körper und hätten unserer Patientin fast das Leben gekostet.

Frau Grosser, die kurz davor war, ins Koma zu fallen, war schon am nächsten Tag fieberfrei und konnte am Folgetag bereits auf die Normalstation verlegt werden. Ein paar Tage später durfte sie die Klinik gesund und munter wieder verlassen.

Es waren offenbar ihr Sohn und ihr Enkel, die sie abholten. Zuerst wusste ich gar nicht, wer dieser außerordentlich große Mann mit dem kantigen Gesicht war, der da auf mich zupreschte. Er streckte mir die Hand entgegen und starrte mich an wie ein Wilder.

»Günther Grosser«, sagte er, »wir hatten ja telefoniert.« Sein Händedruck schmerzte.

»Ach«, sagte ich betont langsam, »ich kann mich erinnern. Sie sind der Zahnarzt.«

»Ganz recht. Ganz genau. Und das hier ist mein Sohn Noah. Er will später auch einmal Arzt werden. Stimmt's, Noah?«

Der Sohn war schlaksig und sah aus, als werde er seinen Vater bald überragen, hielt sich jedoch wie aus Schüchternheit gekrümmt. Er musste ungefähr zwölf oder vierzehn Jahre alt sein. Jetzt nickte er gequält.

»Und, Herr Kollege, jetzt bin ich aber doch gespannt: Woran hat es denn letztendlich gelegen?«, fragte Herr Grosser.

»Ich habe mir erlaubt«, begann ich, »trotz allem noch mal eine Röntgenaufnahme im Zahnbereich zu veranlassen. Genau an der Wurzel, die Sie ›saniert‹ haben.«

»Wie können Sie …«, brauste er sofort auf.

»Wie es scheint«, fuhr ich fort, »haben Sie da einen ziemlich großen Eiterherd übersehen. Von dort kamen die Bakterien, an denen Ihre Mutter fast gestorben wäre.«

Ich zeigte ihm die Aufnahme aus der Radiologie. Sogar für einen Laien war der Eiterherd nicht zu übersehen. Der große Mann wurde plötzlich ganz kleinlaut.

»Ah«, sagte er nur, »ach so ist das. Tja.« Er rieb sich die Stirn. Eine Entschuldigung kam ihm nicht über die Lippen.

»Das ist nicht schön«, sagte ich, »aber zum Glück geht es Ihrer Mutter ja jetzt wieder besser. Das hätte ins Auge gehen können.«

Günther Grosser senkte den Blick.

Ich sagte: »Jeder von uns macht mal einen Fehler. Und wenn es Sie beruhigt – die Zahnextraktion geht aufs Haus.«

»Hm«, machte er.

Mit einer abrupten Geste drehte er sich von mir weg und gab seinem Sohn zu verstehen, dass er ihm folgen sollte. Irene Grosser stand an der Tür ihres Zimmers und kam den beiden sogleich freudestrahlend entgegen. Sie umarmte die zwei und schien sich über die Anwesenheit ihres Sohnes außerordentlich zu freuen, obwohl sie nicht zuletzt wegen ihm fast gestorben wäre.

Ich blieb kopfschüttelnd stehen. Der Fall war gut ausgegangen, Frau Grosser geheilt. Trotzdem fühlte ich mich machtlos, wer weiß, wie viele Zahnwurzeln Herr Grosser noch so behandelt hat.

Ohne einen weiteren Gruß verließen die drei die Station. Noah aber drehte sich noch einmal zu uns um und lächelte. Hoffentlich, dachte ich, würde er einmal ein besserer Arzt werden als sein Vater.

Blutfarben

Was für Schmerzen sind das?«, fragte ich.

»So ein Drücken eben. Halt Schmerzen.« Wieder schwieg Bernhard Gerber eine Weile lang. Er sah angestrengt auf das kleine Schränkchen mit den Kanülen, als sei dort ein Geheimnis verborgen.

Der Mann sah aus wie Thomas Gottschalk und strahlte fast eine ebensolche Präsenz im Behandlungszimmer aus. Doch besonders gesprächig war er nicht.

Er war mit starken Bauchschmerzen zu uns gekommen, diese waren jedoch schwer zu lokalisieren.

Mein Assistent tastete ihm den Unterbauch ab, äußerlich war nichts festzustellen.

»Wo genau spüren Sie den Schmerz?«, fragte ich noch einmal.

Gerber zuckte mit den Schultern und wiederholte: »Hier im Bauch halt.« Mit einem Finger deutete er dorthin, wo sein Bauchnabel war.

»Hier?« Der Assistent übte leichten Druck auf Gerbers Niere aus.

»Ja.« Gerber nickte. »Ja. Da auch.«

Der Assistent drückte aufs Zwerchfell. »Hier?«

»Jaja«, murmelte Gerber. »Im Bauch.«

Ich tauschte einen Blick mit dem Assistenten aus. Einen Schmerz zu lokalisieren ist manchmal ungefähr so schwierig, wie eine Nadel im Heuhaufen zu finden.

Ist ein Schüler beim Sportunterricht gestürzt und kommt mit einem schmerzhaft gekrümmten Bein in die Notfallambulanz, dann ist die Diagnose meistens nicht schwer. Sein Bein ist gebrochen oder verrenkt oder er hat sich beispielsweise einen Bänderriss zugezogen. In jedem Fall ist die Liste der möglichen Diagnosen nicht besonders lang. Das Bein kann auf eine komplizierte Weise gebrochen sein, doch der Fall ist rein diagnostisch betrachtet, meistens einfach, auch wenn die chirurgische Versorgung anspruchsvoll sein mag und einen brillanten Unfallchirurgen braucht.

Anders ist es dagegen bei den mysteriösen, rätselhaften Fällen. Mysteriös bedeutet nicht, dass die Fälle exotisch oder technisch besonders aufwendig sind. Im Gegenteil: Bei den mysteriösesten Fällen geht es oft um ganz banale Beschwerden, wie sie alltäglich erlebt werden. Diese Beschwerden sind für das jeweilige Krankheitsbild nicht charakteristisch und können noch bei vielen anderen Krankheiten vorkommen, das macht es so schwierig, sie richtig zu interpretieren.

»Unspezifische« Beschwerden sind wie ein Lieferwagen, der jeden Abend scheinbar suspekt an einer Hausecke steht, wie ein scheinbar harmloser Anruf mitten in der Nacht, bei dem es gleich nach dem Abheben tutet, oder wie eine Person, die plötzlich verschwindet.

Diese Anzeichen sind verdächtig, geben aber noch keinen Hinweis darauf ab, ob ein Verbrechen vorliegt, wer als Täter in Frage kommt und in welche Richtung überhaupt ermittelt werden soll.

Zwei der häufigsten »rätselhaften« Beschwerden sind **Bauchschmerzen** und **Antriebslosigkeit**. Wer mit einer dieser Beschwerden zum Arzt geht, kann selten gleich mit einer Abschlussdiagnose nach Hause gehen, sondern steht oft erst am Anfang einer regelrechten Odyssee durch die Ärztelandschaft. Viele Patienten wissen dann monatelang nicht, was sie eigentlich haben.

Auch hier kann das DRG-Abrechnungssystem Probleme verursachen. Denn obwohl die Diagnose noch gar nicht abschließend gestellt werden kann, geben die Stationsärzte oft eine Diagnose ein, um den Fall überhaupt abrechnen und abschließen zu können. Bei Bauchschmerzen steht in dem Entlassungsbrief dann beispielsweise »Diagnose: Gastritis«, bei Antriebslosigkeit »Diagnose: Depression«. Dass es sich nur um eine vage Verdachtsdiagnose handelt, wird in der eindeutigen Kodierung verschwiegen. Abgesehen davon, dass diese manchmal schlichtweg falsch ist, kann sie für den Patienten fatale Folgen haben. Denn die Diagnose erscheint auch auf dem Entlassungsbrief, den später die Haus- und andere Ärzte lesen und wiederum zur Basis ihrer weiteren Diagnosen machen.

Die vermeintlich handfeste und Autorität vermittelnde Diagnose der Kollegen aus der Klinik wird dann oft nicht mehr angezweifelt. Und so macht sich keiner auf die Suche nach der wahren Ursache der immer noch nicht geklärten Beschwerden, und die falsche Diagnose klebt an dem Patienten wie eine falsche Verdächtigung ...

Bernhard Gerber kleidete sich nie auffällig. Bei der Arbeit trug er seinen blauen Overall, zu Hause stets ein buntes T-Shirt und seine Jogginghose. Auch redete er selten mehr als das unbedingt Nötige.

Gerber war Kfz-Mechaniker und arbeitete seit über zwanzig Jahren in der Werkshalle eines großen Automobilkonzerns. Er war vor einem Jahr zum Koordinator für die Lackierungsarbeiten aufgestiegen, ein Posten, der gut bezahlt war, den er aber mehr aus Verlegenheit übernommen hatte.

Für seinen Geschmack musste er jetzt zu viel Büroarbeiten

erledigen und arbeitete nicht mehr dicht genug an den Auto-
teilen, die ihm so viel bedeuteten. Außerdem behagte es ihm
nicht, dass man ihn immer wieder vergeblich darauf hinwies,
doch endlich auch mal einen Business-Anzug zu tragen. Mit
seinen langen Haaren fiel er auf wie ein bunter Hund. Andererseits kam ihm die Gehaltserhöhung gerade recht, denn das
Fachwerkhaus, an dem er seit über zehn Jahren nach Feierabend aus eigener Kraft baute, verschlang immer mehr Geld.

Kein Haus wie die anderen

Seine Frau Manja hatte am Anfang daran geglaubt, das Haus
werde spätestens zwei Jahre nach der Hochzeit fertig sein.
Doch zu ihrem zehnjährigen Jubiläum sah das Haus zwischen denen der Nachbarn immer noch aus wie ein unbehol-
fener Sonderling.

Als sie mit den beiden Kindern in den Rohbau eingezogen
waren, hatte Manja viel geweint und manchmal getobt.
Immer zog es an einer Stelle, die Heizung fiel manchmal
wochenlang aus, und die Außenwände waren nur halb verputzt.

Inzwischen hatte sie sich an den Zustand gewöhnt. »In der
ganzen Stadt gibt es kein Haus, das so aussieht wie unseres«,
sagte sie liebevoll und meinte es ernst.

Die Garage und das Eingangsportal waren inzwischen fertig, ebenso der Raum, den Gerber als sein »Meisterstück« bezeichnete: das hellblau gefliste Bad auf dem Dachboden. An
der Seite hatte er eine Dusche mit Schieferplatten eingebaut,
direkt vor das Fenster eine freistehende, antike Badewanne
mit goldfarbenen Armaturen. Gerber hatte die Badewanne
im Internet bei einer Auktion ersteigert und war mit dem

Auto durch halb Deutschland gefahren, um sie nach Hause zu holen.

Während man in der Badewanne lag, konnte man aus dem Fenster in die Wipfel der Bäume sehen. Genauso hatte er sich das Bad immer vorgestellt. Auch Manja war von dem Ergebnis ehrlich begeistert, auch wenn sie die Badewanne eigentlich kaum nutzte, da ihr die ebenerdige Duschkabine viel lieber war. Wer hat schon Zeit für ein stundenlanges Schaumbad, wie es ihr Mann sich immer wieder an einem freien Wochenende gönnte. Jetzt fehlte nur noch der Rest.

Die Bauchschmerzen begannen, als sich im oberen Management des Autokonzerns etwas änderte. Der alte Vorstandsvorsitzende gab seinen Posten auf, ein neuer, jüngerer Mann mit wenig Haaren auf dem Kopf trat seinen Dienst an. Er verkündete große Veränderungen und schloss auch »Freistellungen« nicht grundsätzlich aus.

Zuerst kamen die Bauchschmerzen immer nach dem Essen in der Cafeteria. Doch von den Kollegen beklagte sich niemand. Dann waren sie auch morgens schon da, wenn er aufstand. Gerber war niemand, der gerne oder häufig zum Arzt lief, deshalb ignorierte er die Beschwerden, so gut es ging. Oft kam zu den Bauchschmerzen auch noch Übelkeit und eine unangenehme Verstopfung.

Er erledigte seine Arbeit, ohne sich bei den Kollegen über die Übelkeit zu beklagen, doch nach Feierabend schaffte er es nur noch selten, an seinem Haus weiterzuarbeiten. Die Heizung ging noch immer nicht richtig, weshalb sie die Wohnung mit Heizlüftern warm hielten, was Unmengen an Stromkosten verursachte.

Manja machte aus ihrem Unmut darüber keinen Hehl. Gerber verschanzte sich dann meistens im Badezimmer, las Auto- oder Fußballzeitschriften und gönnte sich ein erholsames Entspannungsbad. Wenn das Wasser kälter wurde, ließ er noch warmes Wasser nachlaufen. Er badete manchmal länger als eine Stunde. Danach cremte er seine trockene Haut pflichtbewusst mit Feuchtigkeitscreme ein.

Als er gerade so weit war, dass er zum Arzt gehen und sich krankschreiben lassen wollte, kam in seiner Abteilung das Gerücht auf, es werde Stellenkürzungen geben.

Die Nadel im Heuhaufen

Neben Bauchschmerzen und Antriebslosigkeit gibt es noch eine Reihe weiterer unspezifischer Beschwerden.

Wie Antriebslosigkeit kann auch **Müdigkeit** zahlreiche unterschiedliche Ursachen haben, von einer banalen Übermüdung durch lange, durchwachte oder gar durchzechte Nächte bis hin zu einer schweren endokrinologischen Stoffwechselstörung, dem Morbus Addison.

Zu den bekanntesten »rätselhaften« Beschwerden zählt der **Schwindel**, von Medizinern als Vertigo bezeichnet, wie der Hitchcock-Film. Bis zu 20 Prozent der Erwachsenen verspüren gelegentlich Schwindel. Rein medizinisch wird zwischen Drehschwindel (wie auf einem Karussell), Schwankschwindel (wie auf einem Boot) und dem Sekundenschwindel (das Gefühl einer drohenden Ohnmacht) unterschieden. Beim Drehschwindel liegen meist Störungen im HNO-Bereich vor, man spricht dann von einem vestibulären Schwindel. Gelegentlich ist aber auch ein Befund am Zentralnervensystem, also im Bereich des Gehirns, für diese Symptomatik verantwortlich. Beim Schwankschwindel ist gelegentlich eine internistische Ursache, manchmal auch nur ein zu niedriger Blutdruck schuld. Bei Sekundenschwindel kann die Ursache ein zu langsamer Herzschlag sein oder auch einmal ein Blutdruckabfall bei plötzlichem Lagewechsel.

Die Abklärung ist nicht einfach. Hier macht es Sinn, dass die Patienten sich bei mehreren Fachärzten vorstellen, wie Allgemeinmediziner, Internist, HNO-Arzt, Neurologe, Orthopäde. Üblicherweise werden dann die folgenden Untersuchungen durchgeführt: Erhebung der Krankengeschichte, körperliche Untersuchung inklusive Blutdruck und Puls, EKG und Langzeit-EKG, um eine Schwindelphase auch zu erfassen, Untersuchung der Augenbewegungen, Gehörprüfung, Koordinationsprüfung, Tests wie der Unterberger-Tretversuch, der Romberg-Test sowie eine Hirnstammaudiometrie. Um einen Schwindel umfassend abzuklären, gibt es mancherorts spezielle Schwindelambulanzen, die eine umfassende Diagnostik unter Einbindung aller Schwerpunkte anbieten.

Unspezifisch ist auch **Appetitlosigkeit**. Wenn ein Patient partout keinen Appetit verspürt, kommt es zu einem schweren Mangel an Nähr- und Mineralstoffen. Das eigene Körpergewebe wird abgebaut, und es ist eine deutliche Abmagerung bis hin zur schwersten Form der Mangelernährung, der Kachexie, zu erkennen. Da es recht rasch zu einem Verlust an Eiweiß kommt, entsteht bei den Patienten im Rahmen eines Eiweißmangels ein sogenanntes Hungerödem. Die Bilder von hungernden Kindern mit durch Wasser aufgedunsenen Leibern, die wir von Berichten aus Hungergebieten her kennen, illustrieren dies in brutalster Weise. Da wir Gott sei Dank keinen Nahrungsmangel haben, ist hier wichtig, dass man die Ursache der Appetitlosigkeit klärt und behandelt. Dies reicht von einer konsumierenden Infektionskrankheit, Tuberkulose über endokrine Störungen sowie Tumorerkrankungen bis hin zu Drogenmissbrauch und der eigenständigen psychischen Störung Anorexia nervosa (Magersucht).

Auch ein bekanntes, manchmal lästiges Alltagsphänomen zählt zu den unspezifischen Beschwerden: der **Schluckauf** oder medizinisch Singultus. In aller Regel verschwindet er nach ein paar Minuten von selbst und ist manchmal lustig und völlig harmlos. Ein chronischer Schluckauf kann jedoch auf eine ganze Palette von sehr ernsthaften Erkrankungen hinweisen. Um nur einige zu nennen: Schädel-Hirn-Trauma oder Hirnblutungen, Hirntumor, Enzephalitis, Störungen des Nervus phrenicus (der Nerv, der das Zwerchfell innerviert), Störungen am Zwerchfell, Pleuritis, Erkrankungen des Magens, gastroösophageale Refluxerkrankung, Pankreatitis, tumorbedingte Reizung des Zwerchfells oder Nierenversagen.

Bauchschmerzen kommen und gehen

Als Gerber endlich beschloss, sich krankschreiben zu lassen und wegen der Bauchschmerzen zum Hausarzt Dr. Sempa zu gehen, war er enttäuscht, dass dieser ihm nicht sofort helfen konnte.

Bisher war Gerber immer nur wegen Kleinigkeiten bei Dr. Sempa gewesen, wegen Impfungen, einer leichten Grippe, ein bisschen Husten und einem zeitweise erhöhten Blutdruck. Dr. Sempa hatte ihn immer schnell untersucht und dann noch ein kurzes Gespräch über seinen alten Mercedes R 107 geführt, der mehr Beschwerden und Wehwehchen zu haben schien als Gerber.

Dieses Mal dauerte die Untersuchung länger. Gerber musste mehrere Tage hintereinander zu Dr. Sempa.

Ihm wurde Blut abgenommen, und sein Bauch wurde mit Ultraschall untersucht. Als sich auch daraus nichts ergab, veranlasste Dr. Sempa eine Magen-Darm-Spiegelung, die jedoch ebenfalls ohne Ergebnis blieb. Das Einzige, was Dr. Sempa feststellen konnte, war eine leichte Anämie, das bedeutet: zu wenig roter Blutfarbstoff.

Gerber war zwei Wochen krankgeschrieben, dann schleppte er sich mit aller Kraft wieder zur Arbeit, obwohl die Bauchschmerzen eher schlimmer geworden waren. Jetzt, wo das Unternehmen im Umbruch war, wollte er auf keinen Fall dastehen wie jemand, auf den man genauso gut verzichten konnte.

Niemand im Büro wusste etwas Genaues, doch die Stimmung war angespannt. Der Einzige, dem Gerber von seinen Bauchschmerzen erzählte, war Horst, ein alter Kollege. Doch auch der war keine große Hilfe.

»Was sind das denn für Schmerzen?«, fragte Horst und zog die Augenbrauen hoch.

»Bauchschmerzen eben.« Gerber konnte den Schmerz nicht genauer beschreiben und fand es plötzlich auch überraschend intim, mit einem Kollegen darüber zu reden.

»Bernd, ich sag dir doch schon seit Jahren, dass du zu viel Schnitzel isst«, sagte Horst.

»Ach Quatsch.«

»Vielleicht solltest du auch weniger Bier trinken. Ist bei uns allen irgendwann so weit. Wir sind halt nicht mehr dreißig«, fuhr Horst fort und versuchte zu lachen, aber Gerber stimmte nicht ein.

»Ich weiß wirklich nicht, woher das kommt«, sagte Gerber.

»In unserem Alter kommt so was immer mal. Aber es geht auch wieder«, sagte Horst. Damit war das Thema für ihn erledigt.

Auch Manja schien ihn nicht ernst zu nehmen. Als er einmal spätabends neben ihr lag und wieder von den Bauchschmerzen anfing, sagte sie: »Also, ich hab seit Jahren schon Bauchschmerzen. Und weißt du, wieso? Weil wir seit Jahren in einer Bruchbude leben.«

»Unfertig ist was anderes als Bruchbude. Und was ist mit der Garage und dem Bad?«

»Ja, okay. Die sind fertig.«

»Ist das Bad denn nicht schön geworden?«

»Ja, schon. Aber noch schöner wäre es, wenn auch mal das Wohnzimmer fertig wäre. Oder die Küche. Oder die Heizung.«

»Ich arbeite daran«, sagte Gerber und drehte sich weg.

»Du hast einfach zu viel Stress. Davon kriegt jeder Bauchschmerzen«, sagte Manja, aber er antwortete nicht mehr.

Als die Bauchschmerzen nicht nachließen, ging Gerber zu fünf weiteren Ärzten. Einige führten noch mal die gleichen Ultraschalluntersuchungen durch, ohne zu neuen Ergebnissen zu gelangen. Allen fiel lediglich auf: Gerber hatte zu wenig von dem roten Blutfarbstoff.

Die Krankheit, die schon die Römer kannten

Die Ärzte schickten Gerber schließlich zu uns in die Marburger Klinik. Gerber machte aus seiner Frustration über die lange Suche keinen Hehl. Nach den vielen Arztbesuchen schien er nicht mehr daran zu glauben, dass wir plötzlich eine Ursache für seine krampfartigen Bauchschmerzen finden würden.

Während Gerber nach der ersten Untersuchung draußen wartete, blätterte Marga, eine unserer besten Mitarbeiterinnen, durch die zahlreichen Laborbefunde. Sie wurde gleich stutzig: Anämie bei einem Mann, das ist zunächst ungewöhnlich und muss abgeklärt werden. Bei jüngeren Frauen steckt häufig Eisenmangel durch starke Regelblutungen dahinter, bei Männern im Alter von Bernhard Gerber ist es dagegen oft eine ernstere Ursache, zum Beispiel ein bösartiger Tumor oder ein Magengeschwür.

Auf dem Laborzettel konnten wir sehen: Gerbers Eisenspiegel war auch nicht zu gering, sondern sogar eher etwas zu hoch.

»Chronische Bauchschmerzen« sind oft ein sehr schweres Puzzle, denn sie können Hunderte von Ursachen haben. Doch die beiden Hinweise »kolikartige Bauchschmerzen« und »Anämie« brachten Marga sofort auf eine heiße Spur: die sogenannte Porphyrie. Hilfreich war hier die Tatsache, dass sich Marga genau zu diesem Thema wissenschaftlich extrem gut auskannte, da sie hierüber sogar ihre Doktorarbeit bei einem der renommiertesten Porphyrie-Forscher schrieb.

Porphyrie bezeichnet eine Gruppe von Krankheiten, bei denen die Bildung des roten Blutfarbstoffes gestört ist, des Hämoglobins. Genauer gesagt: Der Stoff Häm als Teil des Hämoglobins wird nicht richtig gebildet. Das Hämoglobin besteht aus einem Eiweißanteil, dem Globin, und dem Häm. Das Häm verleiht dem Blut seine rote Farbe und bindet den lebensnotwendigen Sauerstoff. Es besteht aus einer ringförmigen Struktur, die als Porphyrin bezeichnet wird.

Von »Häm« und der Vorsilbe »an-« für »nicht« kommt auch der Begriff »Anämie«, was so viel bedeutet wie »Mangel an Häm«. Im Knochenmark wird das Häm durch insgesamt acht Reaktionsschritte hergestellt. Jeder Schritt wird durch Enzyme gesteuert. Bei manchen Menschen funktionieren diese Enzyme durch Gendefekte nicht mehr richtig. Dann häufen sich Zwischenprodukte der Häm-Herstellung an und lösen kolikartige Bauchschmerzen aus, Übelkeit und Erbre-

chen, Schmerzen in Armen, Beinen oder dem Rücken, Lähmungen oder Gefühlsstörungen, Krampfanfälle oder Symptome, die an Schizophrenie oder andere psychische Krankheiten erinnern. Der Urin der Betroffenen färbt sich unter
Lichteinfluss typischerweise rot.

Man unterscheidet die sogenannte erythropoetische von
der hepatischen Porphyrie, die jeweils verschiedene Unterty-
pen haben. Vom Verlauf her trennen wir die akut auftretende
von der nicht akuten Porphyrie ab. Es gibt Porphyrien, die
die Haut befallen, was sich vor allem an sonnenexponierten
Stellen zeigt: Im Gesicht oder auf den Handrücken bilden
sich Bläschen und Wunden, und die Haut ist sehr empfind-
lich. Andere Porphyrien zeigen keine Hautsymptome. Neben den durch Gendefekte verursachten primären Formen
der Porphyrie gibt es eine Reihe von sekundären, die zu einer
Störung der Häm-Synthese führen. Dabei handelt es sich um
schwere Schädigungen der Leberfunktion durch Vergiftungen unterschiedlichster Art, eine Hämochromatose, hämoly-
tische Anämie, Leukämien, Rotor-Syndrom oder Dubin-
Johnson-Syndrom.

»Porphyrie!«, sagte Marga. »Das könnte passen. Aber woher
kommt die so plötzlich?«

Uns gingen die möglichen Ursachen einer Porphyrie durch
den Kopf: Häufig ist sie eben durch einen vererbten Enzym-
mangel verursacht, kann aber auch als Folge anderer Krankheiten auftreten, etwa durch einen Tumor, Vitamin-B6-Man-
gel oder als Nebenwirkung von Medikamenten.

»Blei«, sagte Marga plötzlich, »Bleivergiftung.«

Ich sah sie fragend an: »Nicht gerade wahrscheinlich.«

»Porphyrie kann auch als Folge einer Bleivergiftung auftreten«, insistierte sie, »der Mann ist doch Kfz-Mechaniker,
oder?«

Ich nickte. »Ja. Richtig. Aber Bleivergiftungen habe ich lange nicht mehr gesehen. Die Zeiten sind doch eigentlich vorbei.«

Früher gab es gerade bei Kfz-Mechanikern oder Tankstellenbetreibern öfter Bleivergiftungen, weil dem Benzin damals die Antiklopfmittel Tetraethylblei und Tetramethylblei zugesetzt werden durften. Wenn man dieses Benzin dann als Waschbenzin nutzte, kam es zu einer Bleibelastung durch die Haut – von den Dämpfen ganz zu schweigen. Seit dem 1. Januar 2000 ist dies in der Europäischen Union glücklicherweise verboten.

Überhaupt sind Bleivergiftungen ein sehr altes Phänomen: Schon bei den alten Römern gab es Berichte über krampfartige Bauchschmerzen nach dem Genuss von Wein. Damals wurde Blei noch für die geschmackliche Verbesserung von Weinen verwendet. Dem Wein wurde Blei-II-Acetat als »Bleizucker« zugesetzt, damit er süßer schmeckte. Dass dies zu einer Bleivergiftung führte, wusste man damals allerdings noch nicht, und warum man keinen normalen Zucker nahm, ist eigentlich auch unverständlich.

Noch im vergangenen Jahrhundert sind etliche bekannte Maler wegen ständigem Kontakt mit bleihaltigen Farben an Bleivergiftungen gestorben. So war im »Bleiweiß« eben ein sehr hoher Bleigehalt, was bei den heutigen Weißfarben durch den Einsatz von Titandioxid vermieden werden kann.

Heute stellen wir Vergiftungen durch Bleifarben vor allem bei Metallschweißern fest: Diese schweißen Eisen, das gelegentlich mit bleihaltigen Rostschutzfarben (Bleimennige) bearbeitet wurde, oder bearbeiten es mit Sandstrahlern. Dadurch werden Bleidämpfe und -stäube freigesetzt, die der Betroffene einatmet. Über die Lunge gelangt das Blei in das Blut.

»Okay, aber lass es uns trotzdem abklären«, sagte Marga entschlossen.

Eine Urinanalyse bestätigte ihre beiden Vermutungen. In Gerbers Urin fand sich sowohl zu viel Delta-Aminolävulin- säure als auch gefährlich viel Blei. Delta-Aminolävulinsäure ist eine der Vorstufen des roten Blutfarbstoffs, die Bauch- schmerzen verursachen kann. Blei stört nicht nur die Bildung des roten Blutfarbstoffs, es verhindert auch, dass Eisen in den Farbstoff eingebaut wird. Als Konsequenz sehen die Blut- körperchen klein und blass aus und können nicht so viel Sau- erstoff aufnehmen.

Wir teilten Gerber diese Analyse mit. Er schien ungläubig und war sichtlich überrascht.

»Bleivergiftung?«, sagte er. »Aber woher denn?«

»Das können wir noch nicht sagen. Kommen Sie denn bei Ihrer Arbeit mit Blei oder Bleifarben in Kontakt?«

»Früher schon. Aber vor ein paar Jahren wurde das doch abgeschafft. Das ist doch längst verboten.«

»Ja, aber vielleicht wurde dort Bleifarbe zum Rostschutz verwendet«, gab Marga zu bedenken.

Gerber dachte nach. »Kann ich mir kaum vorstellen.«

Wir hätten Gerber gerne noch länger befragt, doch er hatte schon fast den halben Vormittag in der Klinik gewartet, und außerdem kamen mehrere Notfälle herein, deshalb baten wir ihn, in der nächsten Woche wiederzukommen.

»Bitte prüfen Sie, ob irgendwo eine Bleiquelle sein könnte, dann unterhalten wir uns nächste Woche ausführlicher«, gab Marga ihm mit auf den Weg.

Vergiftung im Bad

In der folgenden Woche ging Gerber mit großer Überwindung zur Arbeit und sah sich dort aufmerksam um. Bei seinem Fachwerkhaus hatte er keine Bleifarbe verwendet, das wusste er sicher. Weil er alles selbst gemacht hatte, konnte er dies völlig ausschließen. Doch in der Werkshalle gab es viele mögliche Bleiquellen. In ihm keimte plötzlich ein Verdacht: Man hatte ihm nichts von den Bleifarben gesagt, und jetzt würde er wegen der häufigen Krankschreibungen wahrscheinlich auch noch entlassen.

Er versuchte, mit Horst über das Thema zu reden, jedoch ohne großen Erfolg.

»Schon wieder Bauchschmerzen?«, fragte Horst.

»Immer noch. Die Ärzte sagen, ich habe eine schwere Bleivergiftung.«

»Woher das denn bitte?«

»Keine Ahnung. Das frage ich mich auch. Vielleicht hat hier doch irgendwer Blei verwendet? Woher sollen wir das eigentlich wissen?«

»Das hätten die uns schon mitgeteilt. Außerdem hab ich keine Lust«, sagte Horst, »mich beim Geschäftsführer unbeliebt zu machen.«

»Darum geht es doch gar nicht.«

»Ach nein? Wenn du denen vorwirfst, dich zu vergiften, dann sind die bestimmt nicht besonders glücklich darüber. Außerdem hab ich noch nichts von Bauchschmerzen gemerkt.«

Gerber hatte Angst um seinen Job. In seinem Alter konnte er sich keine Arbeitslosigkeit leisten. Aber er wusste auch nicht, wie er die Bauchschmerzen noch länger ertragen sollte.

Jeden Morgen überlegte er, einen Brief an den Geschäftsführer zu verfassen, formulierte bereits den Text, schickte ihn dann jedoch nicht ab. Jeden Abend kam er völlig erschöpft und entmutigt nach Hause.

Das Einzige, was ihm noch Kraft gab und worauf er sich freute, war die antike Badewanne.

Er ließ sich jeden Abend ein Bad ein und lag manchmal stundenlang in dem warmen Wasser. Oft hatte er auch das Fenster geöffnet und genoss die frische Luft, während sein Körper mit Wasser bedeckt war. Während er sich ausstreckte, hingen seine blonden Haare hinter der freistehenden Wanne herunter.

Es kam ihm vor, als lindere das warme Wasser seine Schmerzen, doch am nächsten Morgen waren sie oft noch schlimmer.

Marga hatte während der ganzen Woche an den Fall gedacht und ihre Fragen gut vorbereitet.

»Beginnen wir vielleicht mit Ihrem Zuhause«, sagte sie zu Gerber, der frustriert und mit diesem schmerzverzerrten Gesicht, an das er sich inzwischen gewöhnt hatte, vor ihr saß.

»Okay«, sagte er resigniert.

»Wohnen Sie in einem Altbau?«

Gerber grinste ein wenig gezwungen. »Eher ein, sagen wir: Neubau. Aber er ist noch nicht fertig.«

»Wie sieht es mit den Wasserrohren aus?«

»Die sind alle neu. Habe ich schließlich selbst eingesetzt.« Er überlegte einen Moment. »Außer die von der Badewanne, die ist schließlich antik.«

Marga horchte auf: »Antik?«

»Ja, die Badewanne ist alt, aber restauriert.«

»Und Sie benutzen diese Badewanne regelmäßig?«

»Ja, besonders jetzt, wo es mir so schlechtgeht. Das warme Wasser tut mir richtig gut.«

»Lassen Sie sofort Ihre Badewanne überprüfen«, riet Marga entschlossen, »und baden Sie erst mal lieber nicht darin.«

Über den Rat war Gerber gar nicht begeistert. Jetzt sollte er auch noch das Letzte aufgeben, was seinen Zustand überhaupt erträglich machte.

Gerber ließ einen Spezialisten zu sich nach Hause kommen, der die Bleiwerte im Badewasser untersuchen sollte.

Manja fand, das war rausgeschmissenes Geld. »Kümmere dich lieber drum, dass unser Haus endlich mal fertig wird«, sagte sie, »dann verschwinden auch die Bauchschmerzen. Wirst du schon sehen.«

Der Spezialist kam ins Bad und schlug die Hände über dem Kopf zusammen. »Da baden Sie jeden Tag drin?«, fragte er.

Gerber stand daneben und hob die Schultern. »Und? Ist doch schön geworden, oder?«

»Ja, aber das hier ist eindeutig Bleifarbe. Das sehe ich sogar ohne Brille.«

Die Badewanne hatte Gerbers Zustand also nicht nur nicht gelindert, sondern ihn auch erst verursacht. Die Wanne war vor geraumer Zeit mit stark bleihaltiger Farbe saniert worden. Die Rohre für die dazugehörigen Armaturen, aber auch das dazu mitgelieferte Waschbecken samt Installation bestanden zum Großteil aus alten Bleirohren. Alles war so mit Blei kontaminiert. Durch das tägliche Waschen, Baden und Trinken hatte sich Gerber über Monate hinweg eine chronische Bleivergiftung zugezogen, mit seiner Arbeit als Kfz-Mechaniker hatte die Vergiftung gar nichts zu tun.

Gerbers Frau Manja war erstaunt, als Gerber kurz nach dem Arztbesuch die Badewanne und das Waschbecken herausriss und zum Sperrmüll in den Keller brachte. »Immerhin haben wir ja noch die fertige Garage – und ich hab ja sowieso immer lieber geduscht statt gebadet, da stört es mich nicht, dass wir jetzt die kommenden Jahre noch nicht mal mehr eine Badewanne haben«, sagte sie sarkastisch. Dann nahm sie ihren Mann aber verständnisvoll in den Arm und war froh, dass die Ursache der Beschwerden endlich entdeckt war. Es dauerte nicht lange und Gerbers Bauchschmerzen verschwanden so schnell, wie sie gekommen waren.

Schwere Geburt

Harald Brinkmann saß vor seinem Laptop und betrachtete seit einer Viertelstunde das gleiche Foto. Seine Fingerspitzen klopften nervös auf die Tischplatte, griffen schließlich nach der nächsten Zigarette.

Er hatte das Bild vor ein paar Stunden mit seiner Digitalkamera geschossen und zusammen mit all den anderen Familienbildern auf der Festplatte gespeichert. Seine Frau Christina und seine Tochter Alma waren darauf zu sehen. Alma war vor einer Woche ein Jahr alt geworden. Christina saß vor Alma auf einem Stuhl im neu eingerichteten Kinderzimmer und hielt ihre Tochter an den Händen. Alma schien sichtlich stolz darauf, endlich fest auf zwei Beinen stehen zu können. Sie grinste über das ganze Gesicht.

Die Perspektive war nicht optimal, die Belichtung etwas zu schwach, und Almas Hand war ein wenig verwackelt. Aber gerade deswegen hätte es ein ganz normales Familienbild sein müssen, wie die Leute sie zu Tausenden auf ihren Computern haben. Mit dem Bildbearbeitungsprogramm bastelte er an den Parametern der Datei herum. Der Hintergrund wurde heller, die Farben ein wenig kräftiger, doch besser wurde es nicht. Etwas an diesem Bild war unerträglich verkehrt: Alma grinste, doch Christina grinste nicht zurück. Sie sah abwesend über Alma hinweg ins Leere. Sie war schön wie immer, doch ihr Blick war gleichgültig, als wäre ihr alles egal. Harald Brinkmann sah es ganz deutlich. Ihre Augen sagten: »Ich passe nicht hierhin. Ich bin hier im falschen Film. Das ist nicht das Leben, das ich will.«

Er spürte einen Stich bei diesem Gedanken. Wenn sie das Leben mit ihm nicht wollte, was wollte sie dann?

Harald Brinkmann war schon als Schüler in sie verliebt gewesen. Sie war in einer Parallelklasse, und er hatte die Zeit auf dem Pausenhof fast ausschließlich um sie herum organisiert, obwohl sie ihn kaum zu beachten schien. Er hatte sich ein ganzes Schuljahr lang auf den Donnerstag gefreut, weil ihre Klasse dann vor ihm im Chemieraum war und er ihr dann ein schüchternes »Hallo, wie geht's – alles roger?« zurufen konnte.

Bis zum Schulabschluss hatte er es nicht geschafft, mehr als ein Bekannter für sie zu werden. Immerhin grüßte sie ihn, wenn er ihr außerhalb der Schule begegnete, hielt jedoch nie an, um mit ihm zu reden. Er brachte Nachmittage damit zu, die Intensität ihres Grußes zu interpretieren. Meistens versuchte er, gerade in ihrer scheinbaren Schüchternheit den Beweis dafür zu sehen, dass sie seine Gefühle heimlich erwiderte. Eine Zeitlang glaubte er daran, dass es ihm ausreichte, sie von der Ferne zu kennen und ab und zu auf ihrem Stuhl sitzen zu dürfen.

Schlimm war ihr erster Freund, der zweite auch. Beim dritten glaubte Harald Brinkmann daran, es ertragen zu können. Er zuckte nicht mehr jedes Mal zusammen, wenn er die beiden im Flur sah und lachen hörte.

Er hatte bald selbst eine Freundin und ging Christina aus dem Weg, so gut es ging.

Seine erste Freundin hieß Anna. Er erzählte ihr nichts von Christina, hielt sie für eine längst vergangene Schwärmerei. Anna bemerkte es auch so. »Wieso bist du so komisch, wenn sie bloß in der Nähe ist?«, fragte sie ihn.

Sie sagte: »Ich hasse es, wie du sie ansiehst. Wärst du lieber mit ihr zusammen?«

Er verneinte und hatte nicht das Gefühl zu lügen. Anna glaubte ihm nicht.

»Was hat sie, was ich nicht habe?«, wiederholte sie, und er wusste darauf keine Antwort. Als Anna Schluss machte, warf sie ihm vor: »Du weißt nicht, was du willst.«

Beim Abiball kam es ihm vor, als tanze er mit seiner Partnerin nur um das Zentrum Christina. Er dachte ernsthaft darüber nach, ihr ein Liebesgeständnis zu machen, war aber erst nicht betrunken genug und dann so betrunken, dass er es nicht mehr konnte. Nach den Prüfungen verlor er sie aus den Augen, zog zum Studium nach Köln.

Er sah sie erst wieder, als er schon kurz vor dem Examen stand. Sie kauerte in einer Ecke im Hauptgebäude der Kölner Universität. Ihre Haare waren kurz, sie schien sich an ihre Tasche zu klammern.

Er sah sie schon von weitem, zuckte zusammen, blieb aber nicht stehen. Im Gehen dachte er darüber nach, ob sie es sein konnte. Seit wann war sie in Köln? Als er neben ihr war, starrte er sie an. Sie blickte zu Boden, ihr Gesicht sah verweint aus. Ihre Stirn war gerötet. So hatte er sie noch nie gesehen. Sein Herz hämmerte, er ging an ihr vorbei. Er zählte seine Schritte, dachte an Julia, mit der er seit fast einem Jahr zusammen war. Sie überlegten zusammenzuziehen. Es waren genau 65 Schritte, dann kehrte er um. Später sollte die 65 zu seiner Glückszahl werden.

»Christina?«, sagte er. »Was machst du denn hier? Alles in Ordnung?« Er ließ sich neben sie auf den Boden gleiten.

Sie wirkte angetrunken, fahrig und auf eine übertriebene Art emotional. »Man hat mir gerade das Herz gebrochen«, sagte sie, und in diesem Augenblick wusste er, dass es kein Zurück gab.

Sie redeten mehr als vier Stunden, und Christina sagte irgendwann: »Ich hätte gar nicht gedacht, dass du so lustig bist.«

»Du bist mir früher gar nicht so richtig aufgefallen«, sagte er.

»Wieso haben wir uns nicht schon früher kennengelernt?«, fragte sie und berührte mit einer Hand seine Schulter.

Es stellte sich heraus, dass Christina das gleiche Fach studierte wie er selbst: Wirtschaftsinformatik. Sie hatte allerdings erst etwas später in einer anderen Stadt angefangen und war erst vor ein paar Monaten wegen ihrem Freund nach Köln gezogen. Jetzt war ihr Freund weg und sie schon in Köln eingeschrieben. Außer Harald Brinkmann kannte sie fast niemanden.

Ein paar Wochen lang trafen sie sich fast täglich in der Cafeteria der Universität, dann trennte sich Harald von Julia, ohne dass etwas passiert wäre. Julia war nicht mal besonders überrascht. »Hast du dich verliebt?«, fragte sie.

»Nein«, antwortete er, »ich war es schon die ganze Zeit.«

Meistens ist es ein Pferd, nur selten ein Zebra

Ich drückte auf »Print«. Unser Drucker begann zu summen und hörte erst auf, als das Papier alle war. Er spuckte schließlich über hundert Seiten aus.

Das Ganze war der Anhang einer E-Mail aus Wien. Im Betreff stand nur: »Es geht um meine Schwester«.

Der Stapel Papier bestand aus teilweise ungeordneten Laborbefunden und Arztbriefen aus den letzten zweieinhalb Jahren. Der Name der Patientin war Christina Brinkmann, die E-Mail kam von ihrem Bruder.

»Meine Schwester Christina«, schrieb er in der E-Mail, »ist plötzlich depressiv geworden und hat inzwischen fast alles verloren. Sie schafft es gerade noch, im Alltag zu funktionieren, mehr aber auch nicht. Ich glaube nicht daran, dass sie wirklich depressiv ist. Kein Arzt kann ihr helfen. Alle sagen nur: Sie hat psychische Probleme. Sie geht jetzt auch seit ein paar Monaten zu einem Therapeuten, aber ihr Zustand verbessert sich nicht. Sie ist antriebslos, obwohl sie viel weniger arbeitet als früher. Ich weiß nur: Sie war früher nicht so. Am schlimmsten ist es für meine Nichte Alma. Christina kann sich kaum mehr um ihr Kind kümmern.« Die E-Mail schloss mit den Worten: »Vielleicht haben Sie ja eine Idee. Ich könnte es mir nicht verzeihen, nicht alles versucht zu haben.«

Anscheinend hatte sich mein detektivischer Spürsinn schon bis nach Österreich herumgesprochen. Das war schmeichelhaft, aber auch seltsam und erstaunlich. Tatsächlich war ich sofort interessiert, aber auch skeptisch, ob ich wirklich würde helfen können. Die Symptome »depressiv« und »antriebslos« gehören zu den schwersten Puzzleteilen, gerade weil sie so vieles bedeuten können. Ohne ausführliche Anamnese ist eine korrekte Diagnose bei diesen Puzzleteilen kaum möglich.

»Dr. House« sagt in der TV-Serie immer wieder: »Wenn man in unseren Breiten Hufgetrappel hört, dann ist es selten ein Zebra und meistens ein Pferd.« Das bedeutet: Was wahrscheinlich ist, trifft oft auch ein. Beziehungsweise: Seltene Krankheiten sind eben nicht besonders wahrscheinlich. Sonst wären sie ja nicht selten.

Berücksichtigt wird hierbei natürlich die Tatsache, dass Zebras in unseren Breitengraden lediglich im Zoo vorkommen. In einem afrikanischen Nationalpark sähe die Sache schon anders aus. Wer bei den Symptomen »depressiv« und »antriebslos« also zunächst an die Volkskrankheit »Depression« denkt, liegt nicht direkt falsch. Er diagnostiziert lediglich angemessen im Rahmen der Wahrscheinlichkeiten. Falsch wäre es hingegen, von Hufgetrappel auf einen Hund oder eine Katze zu schließen. Ein bellendes oder miauendes Zebra ist eine Fehldiagnose.

Auch im sonnenverwöhnten Süddeutschland sind depressive Erkrankungen nicht selten. Es war also nicht verwunderlich, dass die Ärzte der Patientin eine psychische Diagnose verpasst hatten. Dass ihr Bruder sie so nicht kannte, sprach auch nicht gegen die Diagnose »Depression«. Angehörigen erscheint jemand, der unter Depressionen leidet, oft verändert, manchmal haben Nahestehende regelrecht das Gefühl, eine andere Person vor sich zu haben.

Leider habe ich während der regulären Arbeit keine Zeit, hundert Seiten Ärztebefunde am Stück gründlich durchzuarbeiten. Deshalb nahm ich mir über einen Zeitraum von zwei Wochen immer wieder ein bisschen von dem Stapel vor und machte mir dazu Notizen. Vielleicht würde mir etwas auffallen, das die anderen Ärzte übersehen hatten. Gerade bei so vielen Befunden kann das durchaus jedem mal passieren.

Die ersten fünfzig Seiten lieferten keine neue Spur. Christina hatte also eine Tochter. Über die Beziehung zu dem Vater war nur kurz notiert, dass sie nach eigener Aussage »glücklich« sei. An einer Stelle hieß es außerdem, Christinas Tochter Alma sei ihr zufolge ein »absolutes Wunschkind« gewesen. Nach Depression hörte sich das nicht an. Aber manchmal setzt eine Depression gerade in Lebenssituationen ein, die äußerlich ganz normal und glücklich erscheinen.

Die Geburt der Tochter, las ich, war allerdings ziemlich dramatisch verlaufen. Christina wäre fast dabei verstorben, Dammriss, Blutung, Schock, Massentransfusionen – einfach grausam.

Was lange währt ...

Es dauerte drei Wochen, dann küssten sie sich zum ersten Mal. Danach schwor sich Harald Brinkmann, sie mindestens einen Monat lang nicht von sich aus anzurufen. Er glaubte, sie nehme nur vorlieb mit ihm, weil niemand sonst da war.

Doch er hatte sich getäuscht. Immer wieder war sie es, die ihn anrief. Sie kam von sich aus auf ihn zu, sie machte von sich aus Pläne für ihren ersten gemeinsamen Urlaub. Er konnte sein Glück kaum fassen. Trotzdem kam es ihm klüger vor, ihr noch nicht zu sagen, wie sehr er früher in sie verliebt gewesen war. Er wollte ihr noch nicht zeigen, wie abhängig er sich von ihr fühlte. Er fragte auch nicht mehr nach dem Ex-Freund, von dem sie ihm im Hauptgebäude der Universität so viel erzählt hatte.

»Ich kann mir kaum vorstellen, dass wir auf derselben Schule waren. Wo warst du während der ganzen Zeit?«, fragte sie.

»Damals sahst du irgendwie anders aus. Sonst wärst du mir vielleicht schon früher aufgefallen«, sagte er.

Sie war es auch, die vorschlug, zusammenzuziehen.

Er hatte das Gefühl, sein Leben nehme endlich die richtige Wendung. Er sprühte vor Energie, und alles schien ihm leichtzufallen. Im Examen bekam er eine sehr gute Note und wurde praktisch aus dem Hörsaal heraus angestellt. Mit seinem Gehalt konnte er die Wohnung für sie beide bezahlen, gleichzeitig unterstützte er sie bei ihren Prüfungen.

Sie verbrachten die meiste Zeit zusammen, sahen gemeinsam fern oder Videos und gingen nur selten aus. Sie reichte ihm als Gesellschaft völlig aus. Sein Freundeskreis war in Köln ohnehin nicht sehr groß gewesen, und sie hatte sich gar nicht erst einen aufgebaut. Ihr bester Freund schien ihr älterer Bruder zu sein, der in Wien wohnte und mit dem sie mehrmals in der Woche telefonierte.

Wenn sie Freunde sehen wollten, fuhren sie gemeinsam zurück nach Magdeburg und trafen die alten Klassenkameraden. Niemanden schien es besonders zu erstaunen, dass Christina und er jetzt ein Paar waren.

Schließlich bekam er in der Firma das Angebot, für wenigstens ein paar Jahre in die Zweigstelle nach München zu gehen. Christina saß vor dem Fernseher, als er ihr beiläufig davon erzählte. Sie schaltete den Fernseher aus und sprang auf.

»Das willst du doch nicht ablehnen, oder?«, fragte sie mit einer Euphorie, die er nicht erwartet hatte.

»Nein. Ich weiß es noch nicht.«

»Die Hauptfiliale in München! Das ist doch genial!«

»Findest du?« Er war sich noch nicht ganz sicher.

»Na klar! Vielleicht kann ich dort auch etwas Arbeitserfahrung sammeln. Hier in Köln haben wir doch sowieso nichts mehr, was uns hält.«

Unvermittelt und ohne es geplant zu haben, fragte er: »Willst du mich eigentlich heiraten?«

Für eine große Feier wurde es vor München zu knapp. Sie gingen nur aufs Standesamt und danach mit der Familie essen.

Von München aus war Magdeburg recht weit weg. Plötzlich wusste sie, dass sie ein Kind von ihm wollte. Sie flüsterte es ihm ins Ohr, doch er schnarchte nur.

Vorher wollte sie beruflich Fuß fassen. Auch das ging einfacher als gedacht. Sie kam in derselben Firma wie Harald Brinkmann unter, und ihr Gehalt war zusammen so üppig, dass sie sich eine Wohnung in bester Lage leisten konnten.

Eines Morgens am Frühstückstisch glaubte sie zu spüren, dass sie schwanger war, doch erst zwei Wochen später machte sie einen Test. Sie sagte es ihm, als sie einen Ausflug an den Tegernsee unternahmen. Er nahm ihre Hand.

Während der folgenden neun Monate gab er ihr eine Ahnung von seiner früheren Verliebtheit. Er streute immer wieder kleine Erinnerungen ein und war sich nicht sicher, wie ernst sie ihn nahm. Sie tat immer so, als übertreibe er maßlos, nur um ihr zu schmeicheln.

Es war ein Mädchen. Sie wollten es Alma nennen, wegen der Universität, wo sie sich wiedergesehen hatten.

Die Wehen kamen nachts, sie hatten das Schlafzimmer schon für den »Neuankömmling« vorbereitet. Mit einem Taxi fuhren sie in die Klinik, sie atmete schnell auf der Rückbank. Er sah in die hell erleuchteten Straßen von München und wusste nicht, worauf er sich einließ.

Während der Entbindung war etwas schiefgelaufen, was genau, das ließ sich aus den Unterlagen nicht erkennen. Jedenfalls kam es zu einem schweren Dammriss und einer lebensgefährlichen Blutung, die nur durch Massentransfusionen und eine sofortige operative Versorgung zu stoppen war.

Frau Brinkmann hatte jedenfalls einen Schock erlitten und während der Geburt sehr viel Blut verloren. Offenbar hätte sie die Geburt fast nicht überlebt. Das war natürlich schlimm und schwer für sie, erklärte aber noch nicht die darauffolgenden Depressionen.

Ihr Zustand hatte offenbar auch nichts mit der sogenannten Wochenbettdepression zu tun, die manchmal auch als »Baby-Blues« bezeichnet wird, denn den Unterlagen zufolge war ihr depressiver Zustand erst einige Monate nach der Geburt so richtig in Erscheinung getreten. Es wurde allerdings spekuliert, dass sie unter einer postpartalen Depression litt, die manchmal erst einige Wochen oder sogar Monate nach einer Geburt auftreten kann. Vielleicht litt Frau Brinkmann auch unter dem Ortswechsel und konnte sich nicht damit abfinden, dort ein neues Leben begonnen zu haben. Das alles war durchaus möglich, es war jedoch sehr schwer, dies von Marburg aus zu beurteilen, ohne Frau Brinkmann überhaupt gesprochen zu haben.

Ich war kurz davor, dem verzweifelten Bruder zurückzuschreiben, ich könne seiner Schwester aus der Ferne leider auch nicht helfen, es tue mir leid. Aber so schnell wollte ich andererseits nicht aufgeben. Ich sah mir noch mal die einzelnen Laborwerte an. Was für den Laien nur langweilige, bedeutungslose Zahlenkolonnen sind, enthält oft wertvolle und lebenswichtige Informationen.

Die meisten Blutwerte waren unauffällig, alles schien im normalen Bereich zu liegen. Frau Brinkmann war offenbar so gesund, wie man es als Mutter in ihrem Alter nur sein konnte.

Ich blätterte durch die Unterlagen, und plötzlich war ich wie elektrisiert: An einer Stelle stimmte etwas nicht. Ich verglich einen weiteren Wert und klatschte in die Hände.

Sie hatten mit einer völlig unkomplizierten Geburt gerechnet, und in den ersten Stunden sah auch alles danach aus. Die Wehen kamen in immer kürzeren Abständen, und Christinas Schreien wurde rhythmischer, lauter. Harald Brinkmann kam sich hilflos vor und war froh, wenn ihm jemand Anweisungen gab. Als er zum wiederholten Mal ihren Rücken massierte, fiel ihm auf, dass es draußen schon hell geworden war.

Die Hebamme hatte ihn herzlich begrüßt und klopfte ihm ab und zu auf die Schulter. Ihre Gesten sagten: Alles Routine, kein Grund zur Sorge. Dann veränderte sich plötzlich ihr Gesichtsausdruck. Es wurde hektisch um sie herum. Christina wurde verlegt und an Apparate angeschlossen. Die Ärzte schienen keine Zeit zu haben, ihm etwas zu erklären. Christina bekam Infusionen und jede Menge fremdes Blut. Ein Arzt nahm einen Beatmungsbeutel in die rechte Hand und zog den Unterkiefer von Christina nach oben. Er winkte

Brinkmann zurück, als er sehen wollte, was mit ihr geschah. Dann sank sie in einen tiefen Schlaf, und Harald Brinkmann spürte Tränen auf seinem Gesicht.

Christina war noch nicht wieder bei Bewusstsein, als Alma mit einem Kaiserschnitt auf die Welt kam. Harald Brinkmann saß neben ihr auf dem Bett und wusste nicht, wie er Alma halten sollte. Seine Tochter sah ihn mit überraschend großen Augen an und schlief immer wieder ein. Ihm ging der Spruch von Martin Luther durch den Kopf, der sagte: »Wenn ein Kind zur Welt kommt, dann sieht man den lieben Gott bei der Arbeit.« Wie recht der alte Luther doch hatte, jetzt musste sich nur Christina wieder erholen, dann wäre das Glück perfekt.

Harald schlief in einem Krankenhausbett neben den beiden. Alma lag die meiste Zeit neben Christina. Die Schwestern zeigten ihm, wie er seine Tochter wickeln sollte. Fünf Tage lang dachte er an nichts anderes als das kleine Baby, traute sich kaum, auf die Toilette zu gehen oder zu essen. Er hatte zwei Wochen frei von der Arbeit. Nach einer Woche durfte Christina nach Hause.

Die Großeltern in Magdeburg hatten ihnen geschrieben, die ersten Wochen nach der Geburt seien die schönsten. Sie hatten sich zwei Wochen Urlaub genommen, wohnten bei ihnen und holten sie aus dem Krankenhaus ab.

Trotz der dramatischen Geburt schien jetzt alles normal zu laufen. Christina verbrachte viel Zeit im Bett, Harald Brinkmann saß neben ihr und fotografierte mehr als jemals zuvor. Abends, wenn die beiden nebeneinander in dem großen Bett lagen, sah er sich die Fotos auf seinem Laptop an. Die Fotos machten ihn glücklich. Er wollte jeden Monat genau 65 schöne Familienfotos haben.

Harald Brinkmann ging wieder arbeiten. Wenn er spät nach Hause kam, schlief Alma oft schon, manchmal auch

Christina. Damit sie Alma in Ruhe die Flasche geben konnte, wich er ein paarmal in der Woche auf das Sofa im Wohnzimmer aus. Er sagte sich, dass die Zeit zu zweit schon wiederkommen würde. An den Wochenenden bemühte er sich, ihr möglichst viel Arbeit abzunehmen. Christina und Alma kamen ihm bald vor wie ein eingeschworenes Team. Er hatte alles, was er wollte.

Er nahm seinen Laptop mit zur Arbeit und zeigte die Fotos dort voller Stolz. Ein Kollege sagte: »Scheint ihr ja nicht so viel Spaß zu machen.«

Harald schüttelte den Kopf, als hätte er sich verhört. »Wie bitte?«

»Ach nichts, war nur so'n Spruch.«

»Sag's noch mal.« Harald Brinkmann spürte, wie ihn eine merkwürdige Angst überkam.

»Ach nichts«, machte der Kollege.

»Was hast du gesagt?«, drängte Harald.

»Ach, ich meine ja nur. Auf dem Foto hier sieht sie jetzt nicht wie die glücklichste Mutter aus, aber ich denk mal, das ist ganz normal.«

»Kann sein.« Harald Brinkmann kniff die Augen zusammen und sah sich das Foto noch mal genau an. Christina sah wirklich sehr blass und alles andere als glücklich aus, nur war ihm das noch nie so deutlich aufgefallen.

»Sie schläft halt nicht besonders viel, ist halt nicht alles immer happy-clappy«, versuchte Harald zu lachen, klappte dann aber den Laptop zu und ging zurück an seine Arbeit. Doch in seinem Kopf war ein Echo zurückgeblieben, das er bald nicht mehr aus dem Kopf bekam: nicht die glücklichste Mutter.

Im falschen Film

Dann sah er es auch zu Hause. Christina lächelte viel und hielt Alma auch viel auf dem Arm. Aber etwas an diesem Lächeln war falsch. Es sah gezwungen aus, wie eine starke Anstrengung. Es kam nicht von innen.

Jeden Abend fragte er sie: »Alles in Ordnung?«

Sie antwortete: »Ich bin nur etwas müde. War ein anstrengender Tag.«

Den Kinderwagen schien sie kaum zu benutzen. Sie hatte in der Schwangerschaft viel davon gesprochen, München mit dem Kinderwagen erkunden zu wollen, doch das schien sie jetzt gar nicht mehr zu interessieren. Meistens lief nur der Fernseher.

Harald Brinkmann war daran gewöhnt, ab und zu noch den Abwasch zu machen, wenn er nach Hause kam, doch bald tat er es jeden Abend. Sie behauptete, Alma sei tagsüber »sehr anstrengend«, deshalb habe sie nichts geschafft. Schließlich kümmerte sie sich um gar nichts mehr. Sie schien es oft nicht mal zu schaffen, Alma tagsüber eine frische Windel zu geben. Sie lächelte auch nicht mehr, sondern strafte ihn stattdessen mit Nichtachtung. Wenn sie neben ihm aufwachte, sah sie beleidigt aus, wenn er nach Hause kam, auch. Sie schien in einer Dunkelheit gefangen, zu der er keinen Zutritt hatte. Wenigstens Alma schien sich ein bisschen über seine Gegenwart zu freuen.

»Manche Frauen sind nach der Geburt eines Kindes erst mal niedergeschlagen«, schrieb seine Mutter per E-Mail, als er ihren Gemütszustand erwähnt hatte. »Das legt sich aber bald wieder. Du musst ein bisschen Geduld haben. Die Situation ist für sie eben neu. Unterstütze sie, so gut du kannst. Denk dran, dass die Geburt nicht einfach war.«

Harald bemühte sich, ihr noch mehr Arbeit abzunehmen,

und verzichtete auf Überstunden, die ihm eigentlich notwendig erschienen, aber seine Toleranzschwelle wurde immer niedriger. Er verstand nicht, was so schwer daran sein sollte, sich um ein Baby zu kümmern, das sich noch nicht mal umdrehen konnte, sondern die meiste Zeit einfach nur dalag oder schlief.

Wieso war sie so schlecht gelaunt? Wieso schlief sie nicht mehr mit ihm? Wieso zog sie ständig so ein Gesicht? Am meisten quälte ihn der Gedanke, dass sie das Leben mit ihm vielleicht von Anfang an nicht gewollt hatte. Aber erst jetzt, wo es kein Zurück mehr gab, fiel es ihr vielleicht auf. Er kam sich genauso gedemütigt vor wie damals, als er sich so lange vergeblich um sie bemüht hatte.

Immer wenn draußen die Sonne schien, sagte er: »Guck doch mal raus! Ist das Wetter nicht herrlich? Ich wünschte, ich hätte mehr Zeit, mit dem Kinderwagen rauszugehen. Stell dir vor, wie kalt es jetzt in Magdeburg ist!« Sie konnte sich darüber nicht freuen.

Wenn die Sonne nicht schien, sagte er: »München ist doch eine geniale Stadt, findest du nicht? Du warst es doch, die unbedingt hierher wollte.« Sie sah ihn gleichgültig an.

Er ärgerte sich über sie, zeigte es aber nicht, sondern fraß den Ärger in sich hinein. Wie früher in der Schule organisierte er alles um sie herum. Dann, als Alma fast ein halbes Jahr alt war, platzte es aus ihm heraus.

»Wieso kannst du nicht einfach mal normal sein? Ein einziges Mal?«, schrie er sie an.

»Harald.«

»Andere Mütter schaffen das doch auch. Was ist daran bitte schön so schwer?«

»Du kannst dir nicht vorstellen, wie das für mich ist«, sagte sie, ohne ihn anzusehen.

»Und für mich? Ist es für mich etwa gar nicht schwer?«
Sie antwortete nicht.

»Willst du das hier überhaupt?«

Sie begann zu weinen und drückte ihren Kopf in ein Kissen. Harald Brinkmann versuchte, sie in den Arm zu nehmen, doch sie ließ ihn nicht.

Er verlor die Kontrolle. Immer häufiger. Zuerst war es nur der schwarze Fleck an der Wand, weil er mit dem Schuh dagegen getreten hatte, dann eine Tasse, die er auf den Boden schmiss. Dann schrie er sie offen an und hämmerte mit der Faust vor ihr auf den Tisch.

»Wieso schaffen das denn so viele andere Mütter«, rief er, »was ist denn bloß mit dir los? Was soll ich denn noch machen?«

Sie telefonierte nur noch selten mit ihrem Bruder. Er war einmal nach der Geburt zu Besuch gekommen und hatte sich gar nicht mehr einkriegen können, wie »süß« Alma war. »Ihr habt so ein Glück«, hatte er zu der kleinen Familie gesagt und Harald Brinkmann auf die Schulter geklopft.

»Ich kann es nicht mehr aushalten«, sagte Harald Brinkmann, und: »Das ist es doch, was du willst.«

»Nein«, sagte sie, »das hat nichts mit dir zu tun.«

Harald Brinkmann schaffte es nicht, ihr zu glauben.

ACTH und Kortisol. Diese beiden Hormone waren mir in den Laborunterlagen zuerst aufgefallen, und darin konnte die Lösung liegen. Mehrfach wurde festgestellt, dass sie bei Frau Brinkmann in viel zu niedriger Konzentration vorhanden waren.

Kortisol ist das sogenannte Stresshormon, das unter anderem auch für die Blutdruckregelung wichtig ist. ACTH gehört dagegen zu den »übergeordneten« Hormonen, das heißt: Sinkt beispielsweise der Blutdruck, so schüttet die Hirnanhangsdrüse ACTH aus. Dies regt die Nebennieren an, Kortisol und andere Hormone auszuschütten, was wiederum den Blutdruck steigen lässt.

Ich hatte einen Verdacht: das Sheehan-Syndrom. Dies kann sich nach schlechter Durchblutung des Gehirns, zum Beispiel wegen eines Schocks durch starken Blutverlust bei der Entbindung, herausbilden. Als Folge kann die Hirnanhangsdrüse geschädigt werden und partiell oder sogar vollständig ausfallen.

Der Ausfall einer Drüse – das hört sich nach einer unbedeutenden Kleinigkeit ein, doch die Folgen können immens sein. In der Hirnanhangsdrüse werden einige sehr wichtige Hormone produziert, die dann eben nicht mehr zur Verfügung stehen: beispielsweise TSH, dessen Ausfall eine Schilddrüsenunterfunktion mit Antriebsschwäche oder depressive Verstimmungen auslösen kann. Oder die Hormone FSH und LH, wodurch die Menstruation ausbleibt.

Es handelt sich jeweils nur um geringste Mengen der Hormone, doch ihre zu geringe Konzentration führt zu den unterschiedlichsten, oft sehr weitreichenden Symptomen.

Ich möchte nicht wissen, wie viele Frauen nach einer komplizierten Geburt ein solches Sheehan-Syndrom entwickeln, ohne dass dies rechtzeitig erkannt wird. Im Mittel dauert es etwa sieben Jahre, bis die Diagnose Sheehan-Syndrom gestellt wird – für viele junge Frauen verschenkte und zum Teil schreckliche Jahre.

Zu den Leidtragenden gehören in diesem Fall gerade auch die emotional vernachlässigten Kinder, deren frühkindliche Entwicklung durch die Folgen einer defekten Hirnanhangsdrüse der Mutter beeinflusst werden kann. Manchmal reißen sich Mütter in dieser Situation besonders zusammen und wollen um jeden Preis funktionieren. Ihre wahre Stimmungslage bleibt dem Kind allerdings nicht lange verborgen und kann sich schnell übertragen. Besonders traurig ist dies, weil sich die Störung, ist sie einmal erkannt, recht leicht durch die Gabe einer geringen Menge der entsprechenden Hormone korrigieren lässt.

Ich war froh und natürlich auch ein wenig stolz, den Fall trotz der Entfernung gelöst zu haben. So etwas passiert einem nicht alle Tage. Ich schrieb also die Frau direkt an.

Als Betreff wählte ich: »Besserung in Sicht«. Ich empfahl ihr, dass sie sich beim Endokrinologen vorstellen solle, um sich auf ein Sheehan-Syndrom hin untersuchen zu lassen. Sollte sich dieser Verdacht bestätigen, dann würde dieser die fehlenden Hormone verschreiben. »Das dürfte ziemlich unkompliziert sein«, schrieb ich, »und wahrscheinlich geht es Ihnen dann schon bald viel besser. Die richtigen Hormone können manchmal Wunder wirken!«

Nur zwei Wochen später bekam ich die Antwort. Frau Brinkmann bedankte sich überschwenglich, klang aber trotzdem bitter.

Eine kleine Menge von Kortisol und eine winzige Prise Schilddrüsenhormone hatte offenbar zur erheblichen Besserung ihrer Stimmung ausgereicht. »Es geht mir schon viel, viel besser«, schrieb sie, »aber momentan hilft mir das auch nicht mehr viel. Ich stehe jetzt vor einem regelrechten Scherbenhaufen. Familiär und beruflich. Mein Mann hat sich von uns getrennt, und meinen Job habe ich auch verloren. Alma und ich wissen noch nicht, ob wir das alles wieder hinkriegen, ich hoffe es allerdings sehr.«

Umzugsbeschwerden

Monika Bartels hatte noch nie einen Arzt so sympathisch gefunden. Herr Dr. Graut schien immer Zeit für sie zu haben, war immer in bester Laune, wusste immer eine Antwort und hatte stets einen lockeren Spruch auf den Lippen. Hinzu kam ein Detail, das sehr wichtig war, auch wenn sie es nicht gerne zugab: Herr Dr. Graut sah aus wie Prof. Brinkmann aus der Schwarzwaldklinik, nur in blond und ein wenig jünger. Er musste ungefähr Anfang dreißig sein. Außerdem war er ein leidenschaftlicher Verehrer der klassischen Musik, genau wie sie selbst. Im Behandlungszimmer liefen im Hintergrund oft Klaviersonaten von Beethoven, und Dr. Graut stand manchmal mitten im Gespräch auf und führte mit beiden Händen den Takt, als sei er ein gefeierter Dirigent.

Er war genau das, was sie unter »kulturbeflissen« verstand. Herr Graut war der Schwiegersohn, den sie gerne gehabt hätte. Aber auch das gab sie nicht gerne zu. Ihr echter Schwiegersohn trug Lederjacken, hörte Heavy-Metal-Musik, war tätowiert und hatte einen Ohrring.

Sie war so begeistert von der Behandlung, dass sie Herrn Dr. Graut dies auch mitteilte. »In Hessen sind die Leute wirklich viel freundlicher«, sagte sie und fügte hinzu, wobei sie ein bisschen rot wurde, »vor allem die Ärzte.«

»Ach Frau Bartels«, erwiderte Dr. Graut, »Sie glauben ja nicht, was ich hier schon alles erlebt habe.« Dr. Graut erläuterte dies nicht, aber Frau Bartels glaubte es ihm auch so.

Abschied und Neuanfang

Frau Bartels war eine stämmige, zähe und stets gutgelaunte Frau, die ihr ganzes Leben zwischen Kühen und Katzen in Bayern verbracht hatte. Sie hatte den Bauernhof ihrer Eltern übernommen und stand jeden Morgen um fünf in der Früh auf, um die zwanzig Kühe zu melken, die sie in ihrem kleinen Stall untergebracht hatte. Ein Teil des Landes ihrer Eltern hatte sie verpachtet, es lohnte sich für sie alleine nicht, die Felder zu bestellen. Der alte Traktor fuhr schon lange nicht mehr, das Futter für die Kühe ließ sie sich von den benachbarten Bauern bis vor die Stalltür bringen. Ihr Mann Lutz arbeitete ohnehin als Ingenieur in der Stadt, verdiente nicht schlecht und hatte sich, ebenso wie ihre beiden Kinder, die schon aus dem Haus waren und in Großstädten wohnten, immer geweigert, beim Melken zu helfen. Er nannte das Melken ihr »kleines, unnötiges, aber süßes Hobby«.

Eine Zeitlang hatte sie überlegt, den Hof auf biologische Landwirtschaft umzustellen, doch die Bank wollte ihr bei nur zwanzig Kühen keinen Kredit gewähren, und den Stall zu vergrößern, das konnte sie sich auch nicht vorstellen.

Dann beschwerte sich der Fahrer des Milchwagens immer häufiger, es lohne sich für ihn nicht, wegen »der paar Liter« überhaupt die Abzweigung zu ihrem Hof zu nehmen, und der Milchpreis fiel. Außerdem bekam Lutz eine bessere Position in Hessen angeboten. Als sie die Zahl fünfzig auf der gekauften Geburtstagstorte sah, fiel ihr der Entschluss überhaupt nicht schwer.

»Ach«, sagte sie, »dann habe ich wohl die längste Zeit meines Lebens gemolken.«

Sie trank einen letzten, feierlichen Schluck von der frisch gemolkenen, nicht pasteurisierten Milch und verabschiedete sich einzeln von den Kühen. Sie hießen Berta, Anna, Trude,

Gerda oder Silke. Es war nicht schwer, einen Käufer für Hof und Stall zu finden. Was mit dem Stall passieren würde, war ihr überraschenderweise egal. Als sie ihren Hof ein letztes Mal durch das Rückfenster im Auto sah, bereute sie nichts.

In Hessen bezogen sie ein Reihenhaus. Hinten gab es einen kleinen Garten. Ihre Lieblingskatze hatte sie mitgenommen. Die Katze schien sich an der veränderten Umgebung nicht zu stören. Auch Monika gefiel das neue Leben, doch sie wachte noch immer um fünf Uhr früh auf und fühlte sich ein wenig einsam im Haus, wenn Lutz bei der Arbeit war.

Das leichte Kribbeln in ihren Armen und Beinen, das nach ein paar Tagen einsetzte, war zwar unangenehm, störte sie aber nicht weiter. Auf der Eingangstreppe berichtete sie ihrer Nachbarin Frau Hemmerling von den Beschwerden und kam gleich mit ihr ins Gespräch. Die Nachbarin war genauso alt wie sie und empfahl ihr einen »wunderbaren« Arzt namens Dr. Graut.

»Nenn mich doch Sylvia«, sagte Frau Hemmerling, »und lass dich von dem Namen des Doktors nicht abschrecken. Der Arzt ist ganz toll und unglaublich nett.«

Ein klassischer Diagnostiker

Als sie Dr. Graut zum ersten Mal sah, kam er mit ausgebreiteten Armen auf sie zu, als wolle er sie umarmen, streckte ihr dann aber doch nur die Hand hin.

»Frau Bartels«, sagte er, »freut mich sehr!« Es klang, als kenne er sie schon seit Jahrzehnten. Das kam ihr etwas komisch vor, war aber gleichzeitig unwiderstehlich.

»Frau Bartels«, fragte er, »wo drückt denn der Schuh? Wie kann ich Ihnen behilflich sein? Was kann ich tun?«

»Es kribbelt mir seit einiger Zeit so komisch in den Händen und Füßen«, sagte sie.

Dr. Graut dachte nicht lange nach. »Vielleicht sind Ihre Füße eingeschlafen«, schlug er vor.

Frau Bartels nickte. Daran hatte sie auch schon gedacht, obwohl das Kribbeln auch während Bewegung auftrat und sie es nicht durch Schütteln der Hände und Füße loswerden konnte.

»Das kann schon mal vorkommen, wenn man beim Schlafen falsch liegt«, ergänzte Dr. Graut, »aber das geht meistens auch schnell wieder weg. Keine Sorge!«

Sofort fühlte sie sich erleichtert und war dankbar für die Erklärung. Dann sprachen sie noch ein paar Minuten lang über die Philharmonie in der Stadt. Dr. Graut klang, als kenne er sämtliche Mitglieder des Orchesters persönlich. »Sie wissen ja«, sagte er, »dass bald der Thielemann in der Stadt ist?«

»Ja?« Frau Bartels hatte davon nichts mitbekommen.

»Jaja. Im nächsten Monat. Das wird ganz großartig, glauben Sie mir. Vielleicht sind Sie ja auch dabei?« Er streckte ihr die Hand entgegen und lächelte.

»Danke, ich werd's versuchen«, sagte Frau Bartels und ging zufrieden nach Hause.

Kaum war sie zu Hause, rief sie bei der Philharmonie an, doch alle Karten waren schon ausverkauft.

Ein paar Tage lang schien das Kribbeln in Füßen und Händen auch tatsächlich weniger zu werden.

Frau Bartels fühlte sich wohl in der neuen Stadt und unternahm vormittags oft Spaziergänge. Wenn das Kribbeln losging, spazierte sie zügig los und dachte bald nicht mehr daran.

In der Stadt gab es so viel zu sehen. Jeden Vormittag aß sie in einem anderen Café ein Stück Kuchen und trank eine Tasse

Kaffee. Überall schienen Plakate mit den aktuellen Konzertankündigungen der Philharmonie zu hängen, und deshalb dachte sie immer wieder an Dr. Graut.

Zwei Wochen nach ihrem ersten Besuch bei ihm saß sie im zweiten Stock eines sehr beliebten Cafés und war froh, einen der besten Plätze am Fenster ergattert zu haben. Von hier aus hatte sie einen schönen Blick über den belebten Platz und konnte das Treiben unten beobachten. Ihr Blick glitt zu einer Litfaßsäule, auf der in großen Buchstaben »Sibelius« stand.

Da spürte sie einen stechenden, merkwürdigen Schmerz im Unterschenkel. Ihr Knie begann zu zucken, ohne dass sie etwas dagegen tun konnte. Es war, als werde ihr ganzes rechtes Bein von einer unbekannten Kraft hin und her gerüttelt. Sofort lief sie rot an und spürte die Blicke der anderen Gäste auf sich. Sie versuchte, das Bein stillzuhalten, doch es gelang ihr nicht. Der Schmerz war kaum zu ertragen.

Ihr Bein zuckte so heftig, dass es gegen das Tischbein stieß. Unversehens hob sie den kleinen Tisch vor sich an, und die Tasse mit dem heißen Kaffee rutschte herunter. Der Inhalt ergoss sich zur Hälfte auf die Tischdecke und auf den Teppich des Cafés, die Himbeer-Quark-Torte mitsamt Kuchengabel landete auf dem Boden, sie selbst fiel vom Stuhl. Ihre Ferse schlug immer wieder unkontrolliert auf den Boden.

Der Anfall war ebenso plötzlich wieder vorbei, das Kribbeln und der Schmerz aber blieben. Sie wusste nicht, wie lange sie auf dem Boden gezappelt und ob sie geschrien hatte. Sie hatte das Bewusstsein verloren. Die Bedienung stand neben ihr und versuchte, ihr aufzuhelfen. Es war die junge, freundliche Frau, bei der sie den Kuchen bestellt hatte.

»Alles in Ordnung?«, rief die Bedienung übertrieben laut, als sei sie schwerhörig. »Wir rufen gleich einen Krankenwagen, keine Sorge.« Die junge Frau blickte sie an. Frau Bartels kannte diesen Blick, aber noch nie in ihrem Leben hatte so ein Blick ihr selbst gegolten. So sah man Verrückte an.

»Nein, nein«, beeilte sie sich zu sagen, »es geht schon wieder. Vielen Dank.« Sie bemühte sich mit aller Kraft, normal zu wirken und ihr Bein stillzuhalten. Zum Glück hatte sie sich wieder unter Kontrolle. Jeder im Café schien sie anzusehen. Sie kam sich vor wie eine alte, irrsinnige Frau, die man gleich abholen würde. Sie wäre vor Scham am liebsten im Erdboden versunken. Unter ihrem Tisch war ein riesengroßer Kaffeefleck auf dem Teppich, das Geschirr war jedoch heil geblieben.

Mit ein paar Handgriffen räumte die Bedienung auf und sah sie skeptisch an. »Sind Sie sicher?«

»Ja, ich hab irgendwie das Gleichgewicht verloren. Vielleicht ist der Stuhl nicht in Ordnung. Tut mir furchtbar leid wegen dem Teppich«, sagte Frau Bartels. Sie hielt sich das Knie und wollte so schnell wie möglich nach Hause. Was sollte sie tun, wenn der Anfall plötzlich wiederkam?

»Machen Sie sich darüber mal keine Sorgen«, sagte die junge Frau.

Eilig nahm Frau Bartels ihren Mantel und ihre Tasche. Während sie das Café verließ, sah sie niemandem in die Augen. Sie beschloss, nie wieder dorthin zu gehen.

Am nächsten Tag blieb sie zu Hause, statt in ein anderes Café zu gehen, und fragte sich immer noch, ob sie sich den Vorfall vielleicht nur eingebildet hatte. Sie sagte sich, dass etwas Seltsames passiert war, das sie nicht erklären konnte, und deshalb erzählte sie es auch ihrem Mann nicht. An der Hüfte hatte sie von dem Sturz einen blauen Fleck.

Eine Woche später trat ein zweiter Anfall auf, diesmal war sie allerdings allein zu Hause. Wieder kribbelte es zuerst stark im rechten Unterschenkel, bevor die Krämpfe begannen und sie das Bewusstsein verlor. Sie hatte gerade noch Zeit, sich auf den Boden zu legen, und wehrte sich nicht ge-

gen die Zuckungen. So stellte sie sich einen epileptischen Anfall vor. Aber konnte man von einem Tag auf den anderen
Epileptikerin werden?

Immerhin waren die Anfälle ein Grund, wieder einmal bei
Herrn Dr. Graut vorbeizuschauen.

»Frau Bartels!«, begrüßte er sie euphorisch. »Schön, dass
Sie hier sind! Sie sehen übrigens blendend aus! Was kann ich
denn schon wieder für Sie tun?« Im Hintergrund lief leise
Klaviermusik.

»Ich habe immer noch dieses Kribbeln«, begann sie.

»Immer noch? Ach, Frau Bartels. Hat die Bewegung noch
nichts geholfen?« Er schien gar nicht recht bei der Sache zu
sein, sondern starrte nur auf seinen Bildschirm.

»Ich hatte ein oder zwei Mal auch Krämpfe im Unterschenkel«, sagte sie, »es war wie ein epileptischer Anfall.«

Dr. Graut sah zu ihr auf. »Epileptischer Anfall? Na, so was!
Aus Ihnen wird doch nicht über Nacht eine Epileptikerin geworden sein?«

»Gibt es das denn?«

Er schüttelte vertrauensvoll seinen Kopf. »Nein, nein, das
war nur ein Scherz. So was gibt es nicht. Da können Sie sich
drauf verlassen.«

»Da bin ich aber beruhigt«, sagte Frau Bartels. Wieder
fühlte sie sich sogleich besser, obwohl er gar keine Diagnose
gestellt hatte. Er schien sich seiner Sache so sicher zu sein,
dass sich Frau Bartels kaum vorstellen konnte, er könne
falschliegen.

»Wussten Sie, dass manche Pianisten für das Adagio der
Hammerklaviersonate kaum zehn Minuten brauchen, andere
fast eine halbe Stunde?«

Frau Bartels schüttelte ihren Kopf. Das wusste sie nicht,
und für sie bewies das wieder einmal, auf wie vielen Gebieten

Herr Dr. Graut ein Experte war. Also konnte er auch bei seiner Diagnose nicht danebenliegen.

»Na ja. So ist das«, sagte Dr. Graut, »aber machen Sie sich wegen dem Kribbeln keine Sorgen. Das geht schon wieder weg.« Dann erzählte er noch ein paar Minuten lang von einer Stargeigerin, die bald ein großes Konzert in der Stadt geben würde, und entließ Frau Bartels schließlich mit einem breiten Lächeln.

Sie ging zufrieden nach Hause, doch eine Woche später kam der nächste Anfall. Wieder wurde sie von Krämpfen geschüttelt, diesmal waren sie allerdings nicht so stark. Doch sie musste sich hinlegen, sonst wäre sie hingefallen. Aber immer noch zweifelte sie nicht an der Expertise von Herrn Dr. Graut.

Auch als sie bei einem weiteren Anfall auf den Bürgersteig stürzte und sich eine Platzwunde zuzog, ging sie zu Herrn Dr. Graut, damit er sich die Verletzung ansah.

Seine Assistentin verband die Wunde professionell, und Herr Graut klopfte Frau Bartels auf die Schulter.

»Vielleicht«, sagte er, »lassen wir das doch mal abklären. Aber es ist bestimmt nichts Ernstes. Ich schlage vor, Sie gehen mal zu einem Neurologen.« Er lachte und sprach in scherzhaftem Ton. »Der wird Sie einfach mal unter die Lupe nehmen, okay?«

Frau Bartels nickte.

»Wär das was?«, fuhr Dr. Graut fort. »Machen wir das?«

»Okay«, sagte Frau Bartels.

»Und wenn das nichts hilft, dann sehen wir weiter.«

Es half nichts. Der Neurologe führte einige Untersuchungen durch, kontrollierte die Reflexe und gab ihr einen dicken Umschlag mit, den sie an Dr. Graut weiterleiten sollte. Doch von einer klaren Diagnose oder Behandlungsmöglichkeit sagte er nichts.

Sie traute sich nicht, den Umschlag zu öffnen. Sie war sicher, dass sie sowieso nichts von dem verstehen würde, was der Neurologe herausgefunden hatte. Herr Dr. Graut las sich den Bericht vom Neurologen durch, während Frau Bartels ihm gegenübersaß.

Es kam ihr vor, als lese er ein schlechtes Zeugnis über sie. Minutenlang saß er, über das Papier gebeugt, da. Hin und wieder schüttelte er den Kopf, ohne zu sagen, warum.

»Tss, tss, tss«, machte er.

»Steht da was Wichtiges drin?«, fragte Frau Bartels.

»Wichtig? Oh ja. Wichtig schon. Aber nichts, was uns weiterhilft.«

»Aha.« Zum ersten Mal, seitdem das Kribbeln aufgetaucht war, kam sich Frau Bartels völlig ratlos vor.

»Was Sie beschrieben haben«, sagte Dr. Graut, »ist ja genau genommen ziemlich schwammig und unklar.«

»Soll ich Ihnen noch mal …?«

»Nein, nein, ist schon klar. Frau Bartels, ich sage Ihnen jetzt etwas, das ich nicht allen Patienten sage.«

»Ja?«

»Ich will ganz ehrlich zu Ihnen sein.« Wieder sah er sie mit diesem vertrauensvollen Blick an, und Frau Bartels fühlte sich geschmeichelt. »Frau Bartels, Sie sind eine Patientin, mit der ich ehrlich reden kann.«

»Danke, also …«

Dr. Graut stand auf und ging durch sein Zimmer, als denke er laut nach. »Körper und Geist«, sagte er, »sind nicht so stark voneinander getrennt, wie der Laie gemeinhin glaubt. Das ist eine alte Vorstellung, die immer noch in uns steckt. Doch sie ist falsch. Vielmehr sind Körper und Geist«, er sah sie an, »verstehen Sie: eins.«

Sie nickte pflichtbewusst.

»Das heißt also«, fuhr er fort, »was in Ihrem Körper vorgeht, also Ihre Schwindelanfälle, Ihr Kribbeln und so weiter. All diese Anzeichen, Beschwerden können genauso gut eine psychische Ursache haben. All das kann genauso gut von hier oben kommen.« Er tippte sich an die Stirn, als zeige er ihr einen Vogel.

Frau Bartels wurde ein wenig mulmig zumute.

»Also schicke ich Sie jetzt einfach mal zu einem Psychologen.«

»Okay, aber ...« Frau Bartels war bisher noch nie bei einem Psychologen gewesen. Wenn sie ehrlich war, behagte ihr diese Vorstellung auch nicht besonders.

»Machen wir das?«, sagte Dr. Graut. »Wär das was?«

Während sie noch darüber nachdachte, was sie für psychische Beschwerden haben könnte, streckte er ihr schon die Hand entgegen, um sie zu verabschieden.

In besten Händen

Die Psychotherapeutin, die Dr. Graut empfahl, hieß Frau Dr. Siebener. Sie hatte kurze schwarze Haare, trug eine ausgefallene Brille und war sehr modisch gekleidet. Außerdem war sie zwanzig Jahre jünger als Frau Bartels.

Frau Bartels kam es gleich komisch vor, sich von einer Frau, die ihre Tochter hätte sein können, in die Seele blicken zu lassen. Doch wie sich herausstellte, war ihr die Stimme von Frau Dr. Siebener sehr angenehm.

Ihr gefiel außerdem die Atmosphäre in der Praxis. An den Wänden waren moderne Bilder aufgehängt, und die Stühle waren sehr bequem. Die Couch war mit dunkelbraunem Cord überzogen. Auf dem Glastisch davor stand eine Packung mit Taschentüchern.

Sie unterhielt sich eine Stunde lang mit Frau Siebener. Dabei kam sie ausführlich auf den Umzug von Bayern nach Hessen zu sprechen.

»Vermissen Sie Ihren Bauernhof?«, fragte Dr. Siebener.

»Also die Landluft, die vermisse ich schon ein bisschen. Und ein paar von den alten Freunden natürlich«, sagte Frau Bartels.

Während des Gesprächs machte sich Frau Dr. Siebener eifrig Notizen, ohne dass Frau Bartels erkennen konnte, was sie schrieb. Sie zeigte es ihr auch nie.

»Wie war das, in Ihrem Alter von dem Hof Abschied zu nehmen, wo Sie Ihr ganzes bisheriges Leben verbracht haben?«, fragte Frau Siebener.

Frau Bartels überlegte. Schließlich sagte sie: »Schön. Ich wusste, jetzt beginnt eine neue Zeit. Und mein Mann hat hier in Hessen ja auch einen viel besseren Job. Ich wache allerdings immer noch sehr früh auf. Aber mir tut der Rücken jetzt nicht mehr so weh. Und ich vermisse die gute Frischmilch von unseren Kühen.«

Die Psychotherapeutin nickte langsam, als wolle sie tiefes Verständnis signalisieren.

Nach der ersten Sitzung empfahl sie Frau Bartels, regelmäßig zu kommen.

Über einen Zeitraum von mehreren Monaten redete Frau Bartels einmal pro Woche mit Frau Siebener über ihren allgemeinen Zustand und vor allem über den Umzug, wobei sie immer wieder versicherte, er habe ihr gutgetan.

Frau Siebener sagte: »Der Hof war ein Teil von Ihnen. Und indem Sie den Hof verlassen haben, ist auch ein Teil von Ihnen herausgerissen worden. Dass Sie Beschwerden haben, ist also gar nicht verwunderlich. Ein Verlusttrauma kann schwerwiegende psychische Folgen nach sich ziehen. So etwas sollte man nicht auf die leichte Schulter nehmen. Solange Sie nicht nach Bayern zurückgehen, ist es gut und sinnvoll, wenn wir dieses Trauma gemeinsam bearbeiten. Kommen Sie nächste Woche wieder.«

Aus Angst, in der Öffentlichkeit noch mal einen Anfall zu bekommen oder auf den Asphalt zu stürzen, ging Frau Bartels bald kaum noch aus dem Haus. Ihre Nachbarin Sylvia Hemmerling hatte von irgendwem von dem Anfall in dem Café gehört. Die halbe Stadt schien davon zu wissen. Sie wollte auf keinen Fall noch einmal in eine solche Situation geraten. Die Einkäufe erledigte ihr Mann, zu Frau Siebener fuhr sie mit dem Taxi.

Frau Bartels glaubte nicht an ein Verlusttrauma. Schließlich fühlte sie sich im Allgemeinen sehr glücklich in Hessen und konnte sich eigentlich nicht beklagen. Wenn nur die schrecklichen, schmerzhaften Krampfanfälle nicht wären. Doch sie genoss es, eine Stunde pro Woche über ihre Gefühle reden zu können, und sie mochte Frau Siebeners Stimme und ihre ruhige Art. Ab und zu sah sie auch bei Herrn Dr. Graut vorbei, der sie jedes Mal überschwenglich begrüßte und lange ihre Hand schüttelte.

»Bei Frau Siebener sind Sie in den besten Händen!«, sagte Dr. Graut und empfahl ihr mal Kopfschmerztabletten, mal Schmerztabletten im Allgemeinen und dann wieder Magenschutzmittel wegen der Nebenwirkungen der Schmerztabletten. Einmal sagte er auch: »Sie brauchen mehr klassische Musik! Das ist ein ganz klarer Fall!«, verstummte dann aber, als sie ihn darauf hinwies, dass sie kaum noch das Haus verließ.

Ihr Zustand verbesserte sich während der ganzen Zeit – in welcher sich zwei hervorragend ausgebildete Ärzte um sie kümmerten – kein bisschen. Ganz im Gegenteil, immer wieder stürzte sie in der Wohnung. Geschirr fiel ihr aus der Hand, einmal riss sie den Duschvorhang versehentlich herunter. Sie hatte permanent mehrere blaue Flecke und Blutergüsse. Manchmal lag sie mehrmals am Tag lange auf dem Sofa und hatte regelrechte Anfälle.

Obwohl sich an ihren Beschwerden nichts änderte, blieb Herr Dr. Graut freundlich und zuvorkommend. Er wies sie jedoch kaum noch auf aktuelle Konzerte hin. Und obwohl er ihr nicht helfen konnte, fühlte sie sich nach einem Besuch bei ihm immer ein wenig aufgemuntert.

Es ist sehr schön, wenn Ärzte freundlich sind und es verstehen, ihre Patienten auch noch für klassische Musik zu begeistern, doch Dr. Grauts Freundlichkeit war leider völlig umsonst. Nicht dass ein falscher Eindruck entsteht: Ich habe weiß Gott nichts gegen freundliche Ärzte. Doch das sollte eigentlich selbstverständlich sein – ein guter Arzt muss mehr als nur nett sein. Freundlichkeit sollte aber nicht das einzige Kriterium sein, nach welchem man einen Arzt beurteilt. Lieber ein unfreundlicher Arzt vom Schlage »Dr. House« und der Patient überlebt – als ein freundlicher Arzt vom Schlage »Prof. Brinkmann« und der Patient verstirbt, ohne dass der Arzt überhaupt weiß, was er hat.

Frau Bartels kämpfte mehr als vier Jahre mit heftigen Krämpfen und Anfällen, die ihren und den Alltag ihres Mannes stark beeinträchtigten. Trotz regelmäßiger Besuche bei Dr. Graut und der Psychotherapeutin verbesserten sich ihre Beschwerden jedoch gar nicht. Beide hatten es im Grunde völlig versäumt, die Beschwerden von Frau Bartels überhaupt ernst zu nehmen. Sie schienen zu glauben, dass Frau Bartels einfach nur ein bisschen »tüdelig« war und zu Hause ein wenig einsam, und erklärten aus diesem Befund ihre sämtlichen Beschwerden. Die Hypothese, dass der Wechsel aus dem schönen Bayern ins (nicht minder schöne) Hessen der Auslöser für all diese Beschwerden sei, war einfach zu verlockend. Anstatt ihr richtig zuzuhören, bastelten sie sich lieber eigene Theorien darüber, was mit ihr los war.

Einen guten Arzt erkennt man unter anderem daran, dass er seinen Patienten zuhört und sich während des Patientengesprächs nicht mit anderen Dingen beschäftigt.

Widerwillig begleitete Frau Bartels ihren Mann zu einer Geschäftsreise nach Marburg. Er wollte einfach, dass sie auch einmal für ein paar Tage aus der schönen, aber doch wenig abwechslungsreichen Wohnung kam. In Marburg beschlossen die beiden, die Sehenswürdigkeiten wie das Marburger Schloss, die mittelalterliche Oberstadt und die wunderschöne Elisabethkirche zu besuchen.

Doch schon beim Spaziergang durch die Oberstadt wurde Frau Bartels von einem Anfall überrascht. Sie konnte die Beine nicht mehr kontrollieren, stürzte auf das Kopfsteinpflaster und schlug mit dem Kopf recht unsanft gegen einen Blumenkübel. Der Aufprall führte zu einer stark blutenden Kopfplatzwunde, ihr Mann hatte sie unmöglich auffangen können und machte sich dennoch Vorwürfe. Er alarmierte sogleich den Notarztwagen, der sie unverzüglich in unser Uniklinikum in Marburg brachte.

Die blutende Kopfplatzwunde wurde von unseren Unfallchirurgen versorgt, und sicherheitshalber wurde eine Computertomographie des Schädels zum Ausschluss einer Hirnblutung durchgeführt. Der diensthabende radiologische Oberarzt Jochen Weißhaupt konnte glücklicherweise eine Blutung ausschließen, doch fand er etwas anderes, was die gesamte Situation der vergangenen Jahre in einem gänzlich anderen Licht erscheinen ließ. Er konnte die Patientin und die Kollegen der Unfallchirurgie beruhigen. Es war keine Hirnblutung und auch keine knöcherne Verletzung des Schädels zu sehen. Doch er hatte etwas anderes entdeckt, weswegen er die Patientin umgehend zu mir als diensthabendem Internisten schickte. Es waren Verkalkungsstrukturen im Gehirn, die man eigentlich nur sehr selten sieht. Unser Radiologe, der später leider nach Berlin wechselte, hatte massive Verkalkungen im Bereich der Basalganglien, einer bestimmten Hirnregion, entdeckt. Für ihn war die Diagnose sonnenklar, er hatte einen sogenannten »Morbus Fahr« bei der angeblich heimwehkranken Patientin entdeckt. Die Vorstellung bei uns war somit mehr als gerechtfertigt. Es lag jetzt also an mir herauszufinden, woher dieser Morbus Fahr überhaupt kam. Wie immer unterhielt ich mich zunächst ausführlich mit der Patientin und befragte sie dabei auch nach ihren Vorerkrankungen.

»Ich bin lange vor meinem Umzug an der Schilddrüse operiert worden«, berichtete sie, »dort war so ein großer Kropf, und der Chirurg sagte mir nachher, die Operation sei ziemlich kompliziert gewesen.« Seitdem nahm Frau Bartels regelmäßig Schilddrüsenhormon-Tabletten ein.

Frau Bartels hatte eine ganze Reihe von Unterlagen mitgebracht, die ich mir ansah. Eine Computertomographie des Kopfes war bislang trotz der Anfälle noch nie gemacht worden. Schlimmer noch, kein Mensch hatte bislang den Kalziumspiegel bei Frau Bartels bestimmt. Der Neurologe hatte dem Hausarzt Dr. Graut zwar bei einem erneuten Auftreten von Beschwerden dringend eine erneute Vorstellung bei ihm sowie auch ein Schädel-CT empfohlen, aber dem waren seine Konzerte offenbar wichtiger. Jetzt wussten wir dank meines Kollegen Jochen, dass die Patientin einen Morbus Fahr hatte, dessen eigentliche Ursache oftmals unklar bleibt. Allerdings findet man diese Verkalkungen im Gehirn sehr häufig bei

Menschen mit einem sogenannten Hypoparathyreoidismus, einer Unterfunktion der Nebenschilddrüsen.

In meinem Kopf bimmelten die Alarmglocken: Morbus Fahr, und sie war an der Schilddrüse operiert worden. Das klang nach einer heißen Spur.

Die Nebenschilddrüsen, das sind vier kleine Drüsen direkt hinter der Schilddrüse. Eine Nebenschilddrüse ist ungefähr so groß wie der Fingernagel am kleinen Finger. Nun sieht das Gewebe der Nebenschilddrüsen dem Gewebe der Schilddrüse ziemlich ähnlich.

Wenn ein Patient einen großen Kropf hat, wie Frau Bartels, dann kann es also vorkommen, dass der Chirurg die Drüsen versehentlich mit entfernt. Daher werden nach einer Schilddrüsen-OP auch immer der Kalziumspiegel sowie die Stimmbänder kontrolliert.

»Meinen Sie, die Krämpfe haben etwas mit der Operation zu tun?«

»Ja, das kann durchaus sein«, sagte ich, konnte mir aber noch keinen klaren Reim auf die Sache machen, zumal es der Frau über lange Zeit nach der Schilddrüsen-OP in Bayern recht gutging.

»Aber die Operation ist ja schon mehr als zehn Jahre her«, gab Frau Bartels zu bedenken. »Und die Beschwerden sind ja erst hier in Hessen aufgetreten. Drum dachte mein Hausarzt ja auch, ich wäre krank aus Heimweh.«

Das war in der Tat merkwürdig.

Frau Bartels beobachtete mich offenbar, während ich nachdachte. Sie sagte: »Ach, wenn Sie heute nichts finden, macht es auch nichts. Ich leide jetzt schließlich schon über vier Jahre an den Krämpfen.«

»Genau deshalb sollte möglichst schnell eine Erklärung gefunden werden«, entgegnete ich.

»Ich hab mich eigentlich schon dran gewöhnt«, lachte sie.

Mir war klar: An so etwas konnte man sich nur dann gewöhnen, wenn man sein Leben stark einschränkte.

Ich sah mir noch mal mit Jochen gemeinsam die Verkalkungen auf der Computertomographie an und hatte plötzlich eine Idee. Kalzium. Vielleicht hing ja alles irgendwie mit einem Kalziummangel zusammen.

Ein schwerer Kalziummangel tritt zwar selten auf, kann aber genau die Beschwerden erklären, unter denen Frau Bartels litt: Kribbeln, Muskelkrämpfe und Krampfanfälle. Außerdem wird der Kalziumbedarf unseres Körpers durch die Nebenschilddrüse reguliert.

»Hat Herr Dr. Graut zufällig schon einmal ihren Kalziumspiegel überprüft?«, fragte ich. Dass er es nicht getan hatte, konnte ich mir kaum vorstellen.

»Oh, ich glaube eigentlich nicht – er wollte mich ja nicht mit unnötigen Blutentnahmen quälen, er ist ja so ein guter Arzt«, antwortete sie.

In den Unterlagen war nichts zu finden. Ich ließ also sofort ihr Blut nicht nur auf Kalzium, sondern auch auf das Parathormon hin untersuchen.

»Das dauert etwas, weil ich auch die Hormone kontrollieren möchte«, sagte ich, »aber wir würden Sie sowieso gerne über Nacht hierbehalten. Und morgen früh wissen wir dann schon Bescheid.«

Es stellte sich heraus: Ihr Kalziumwert war sehr niedrig. Und auch das Parathormon, das normalerweise von der Nebenschilddrüse gebildet wird, war kaum nachweisbar. Somit war die Diagnose klar, Tetanie bei Hypokalzämie bei Hypoparathyroidismus nach Schilddrüsen-OP.

Statt monatelang Psychotherapie zu verordnen, hätte Herr Dr. Graut nur einmal das Kalzium im Blut messen lassen müssen. Wäre Frau Bartels nur einmal beim Internisten statt beim Psychotherapeuten gewesen, hätte man dies sicher schon viel früher herausgefunden. Man hätte ihr einiges ersparen können.

Der niedrige Kalziumspiegel erklärte also ihre Beschwerden, nach einer einfachen, regelmäßigen Gabe von Kalzium würden ihre Krämpfe vermutlich bald der Vergangenheit angehören. Doch das Rätsel war damit für mich noch nicht gelöst, denn die Nebenschilddrüsen waren schließlich schon lange bei ihr entfernt worden. Wieso waren die Probleme aber so lange nach der Operation und erst in Zusammenhang mit dem Umzug ins schöne Hessenland aufgetreten?

»Was hat sich denn seit dem Umzug für Sie verändert?«, fragte ich sie ziemlich allgemein.

»Na ja, also ich arbeite jetzt nicht mehr. Aber das tut meinem Rücken eigentlich ganz gut. Und mein Mann verdient jetzt viel mehr als vorher.«

»Sie haben auf einem Bauernhof gearbeitet?«

»Ja.«

»Was genau haben Sie da gemacht?«

»Kühe gemolken.«

Kühe, überlegte ich. Aber wo war der Zusammenhang?

»Hm«, machte ich. Noch immer konnte ich mir keinen rechten Reim auf die Sache machen. War vielleicht doch etwas Psychisches durch den Umzug dazugekommen? Vermisste sie etwa tatsächlich die Milchkühe Berta, Anna, Trude, Gerda oder Silke so sehr, dass dies ein Auslöser sein könnte? Aber wie um alles in der Welt könnten Milchkühe Einfluss auf den Kalziumspiegel im Blut der Patientin haben.

Es ist eben wie beim Puzzeln: Manchmal sitzt man eine halbe Stunde vor dem richtigen Teil, ohne es sehen zu können. Und dann setzt man sich einen Tag später noch mal dran und findet das passende Teil sofort.

»Frau Bartels«, sagte ich. »Wären Sie so freundlich, noch

einen Augenblick zu warten?« Ich ging kurz nach draußen, um mir einen Kaffee zu holen. Das mache ich nur ganz selten, aber ich wollte sie auf keinen Fall entlassen, bevor der Fall gelöst war.

Frau Bartels, rekapitulierte ich im Gehen, litt an einer Unterfunktion der Schilddrüse. Weil man ihr versehentlich die Nebenschilddrüsen mit herausoperiert hatte, konnten diese kein sogenanntes Parathormon mehr produzieren. Dies bezeichnet man mit dem sehr komplizierten Wort Hypoparathyroidismus.

Parathormon ist ein Peptidhormon, das ähnlich wie Insulin aus Aminosäuren besteht. Es führt zu einem Anstieg des Kalziums im Blut. Parathormon wirkt auf die Knochen, die Hauptspeicher von Kalzium, und fördert dort den Kalziumabbau durch eine Aktivierung der sogenannten Osteoklasten. Gleichzeitig führt Parathormon dazu, dass weniger Kalzium und im Gegenzug mehr Phosphat über die Niere ausgeschieden wird.

Ich stand vor der Kaffeemaschine und nahm mir eine Tasse aus dem Regal. Die Kanne war noch halb voll und der Kaffee noch warm. Ich goss die Tasse zur Hälfte voll, ignorierte die kleinen Packungen mit Kondensmilch und öffnete den Kühlschrank.

Das Parathormon hat einen wichtigen Gegenspieler, der dafür sorgt, dass das Kalzium nicht zu sehr erhöht wird – das Calcitonin. Durch Calcitonin nimmt der Knochen überhaupt erst Kalzium auf, was er durch Parathormon wiederum abbaut. Erst beide Stoffe zusammen – Parathormon und Calcitonin – regeln die wichtige Feineinstellung von Kalzium.

Bei Frau Bartels war daran ganz offensichtlich etwas nicht in Ordnung. Der Kalziummangel erklärte die Krämpfe. Aber warum kam das alles erst nach dem Umzug zum Tragen? Wieso war ihr Kalziumspiegel offenbar erst nach dem Um-

zug so rasch gefallen? Ein chronisch zu niedriger Kalziumspiegel, eine sogenannte Hypokalzämie, kann übrigens langfristig noch ganz andere Folgen haben: Es kann zu Verwirrt-
heit, Angst, psychotischen Symptomen, Halluzinationen,
Depressionen, Kopfschmerzen, Störungen der Verdauung,
Kataraktbildung (grauer Star), trockener, spröder Haut, Haar-
ausfall, ventrikulären Herzrhythmusstörungen, langsamem
Herzschlag (Bradykardie) bis hin zu kardiogenem Schock
und sogar zu einer (subkortikalen) Demenz kommen.

Ich dachte an bayrische Spezialitäten wie Leberkäse und
Weißwurst. War in der hessischen Regionalküche etwa so viel
weniger Kalzium? Das war nicht gerade logisch. Ich öffnete
den Kühlschrank, nahm die Vollmilch heraus, goss sie vorsichtig in den Kaffee, sah, wie die schwarze Flüssigkeit heller
wurde, und da fiel mir endlich die Verbindung auf: Kühe –
Milch – Kalzium.

Ich ließ den Kaffee stehen und lief zurück zu Frau Bartels.

»Haben Sie denn die Milch Ihrer Kühe auch selbst getrunken?«

»Na, freilich«, antwortete sie, »nichts ist gesünder als frisch
gemolkene Milch. Die pasteurisierte Milch, die man hier im
Laden kaufen kann, schmeckt mir längst nicht so gut. Einfach ekelhaft.«

»Das heißt, Sie trinken hier in Hessen kaum noch Milch?«,
fragte ich.

»Nein. Nur, wenn es sich nicht vermeiden lässt.«

»Aber in Bayern haben Sie sehr viel Milch getrunken?«

»Ja, das kann man sagen. Sogar jede Menge, wir hatten die
ja immer im Kühlschrank griffbereit.«

Ich fasste mir an den Kopf. Daher wehte also der Wind.
Solange sie in Bayern war, auf dem Hof arbeitete und viel
Milch trank, hatte Frau Bartels die Unterfunktion ihrer Ne-
benschilddrüsen unbewusst ausgeglichen. In Hessen jedoch,

ohne die tägliche Milch- und Kalziumzufuhr, hatten sich die
Folgen des Kalziummangels sofort stark gezeigt. Nachdem
sie also vier Jahre lang vergeblich zu Herrn Dr. Graut gegangen war, riet ich ihr – neben einem Arztwechsel – etwas
denkbar Einfaches.

»Frau Bartels«, sagte ich, »trinken Sie einfach wieder etwas
mehr Milch. Aber sicherheitshalber nehmen Sie noch Kal-
zium-Brausetabletten und ein wenig Vitamin D. Dann wird
es Ihnen bald schon wieder sehr viel bessergehen. Und noch
eine gute Nachricht: Die Psychotherapie können Sie sich ab
jetzt auch sparen.«

Kaiser ohne Kleider

Bei den Worten »Zinswende« und »Konjunkturdynamik« fielen Herrn Dr. Mattke die Augen zu.

Nicht schon wieder, dachte Konstanze. Bitte nicht. Schon seit Stunden kontrollierte sie ständig die Gesichtszüge ihres Chefs. Er saß einen Meter neben ihr auf der Vorstandstribüne hinter dem Rednerpult. Sie durfte nicht zu offensichtlich zu ihm hinsehen, und im Sitzen konnte sie ihn mit einer ausgestreckten Hand nicht berühren, selbst wenn sie das gewollt hätte. Die braune Schildpattbrille saß ihm gefährlich tief auf der Nase. Sein Kinn sank immer weiter nach unten. Panik stieg in ihr auf.

»Wir gehen auch im nächsten Quartal von einer zweistelligen Wachstumsrate aus«, tönte es durch die Lautsprecher. Von irgendwo aus dem Festsaal kam Applaus.

Auf dem großen Bildschirm über ihr war zwar nur der Redner zu sehen, aber vielleicht zielte ein Kleinanleger mit seiner hochauflösenden Handykamera gerade genau auf Mattke. Sie spürte Schweißperlen auf ihrer Stirn. Es war undenkbar, dass er, der Personalvorstand und stellvertretende Vorstandsvorsitzende der *-Bank, während der Hauptversammlung einfach so einschlief. Daraus konnte genau die Art von Skandalvideo werden, wie sie im Internet tausendfach weitergeleitet und mit hämischen Kommentaren versehen wurden. Eine Bank, die auf Dynamik und Leistungsbereitschaft setzte. Jemand konnte behaupten, er sei genau dann eingeschlafen, als es um mögliche Stellenkürzungen ging, und so ein Gerücht war später schwer wieder aus der Welt zu schaffen. Es konnte ein Imageschaden entstehen, der in die Millionen ging.

Außerdem war der Redner kein Geringerer als der Vorstandsvorsitzende der *-Bank. Der hörte es bestimmt nicht gern, wenn ihm später jemand erzählte: »Der Mattke hat sich gar nicht für Ihren Vortrag interessiert. Der ist einfach eingepennt. Ist wohl alles ein bisschen viel für ihn. Na ja, nomen est omen: matt, matter, Mattke.« Wenn Mattkes Position im Vorstand geschwächt wurde, dann betraf das langfristig auch sie.

Ihr Puls hämmerte. Sie musste etwas tun. Bevor es anderen auffiel. Bevor Mattke der Kopf wegsackte. Wieso konnte er sich nicht beherrschen? Am liebsten wäre sie aufgesprungen und hätte mit beiden Händen an seinen Schultern gerüttelt, aber das hätte viel zu viel Aufmerksamkeit auf ihn gezogen. Sie stellte sich vor, einen Gegenstand nach ihm zu werfen.

Sie räusperte sich. Aber das war bei der Lautstärke der Rede für sie selbst kaum zu hören. Mit der flachen Hand drückte sie zweimal energisch auf den Tisch, wie um Zustimmung mit den Worten des Vorstandsvorsitzenden zu signalisieren. Mattke rührte sich nicht. Seine Gesichtszüge entspannten sich nur noch weiter. Er atmete gleichmäßig. Er sah aus, als klappte ihm gleich der Mund auf.

Burn-out oder Burn-in

Was war nur mit ihm los? Vor zwei Jahren, als sie die Stelle als Vorstandsassistentin angetreten hatte, war er ihr alles andere als schläfrig vorgekommen. Er war Mitte vierzig, fünfzehn Jahre älter als sie, ein bisschen übergewichtig, lief aber trotzdem noch Halbmarathon. Es hieß, er sei ein sehr guter Skiläufer. Er war eine Autorität. Und er sah aus wie der Prototyp eines energiesprühenden und gleichzeitig unnahbaren Workaholics. Nicht dass er aufgeregt durch die Gänge lief. Die meiste Zeit war er in seinem Büro, und die Tür war geschlossen. Doch für Müdigkeit hatte er wenig übrig. Er sprach oft geringschätzig von Menschen in anderen Berufen, die seiner Meinung nach viel zu wenig arbeiteten. Er behauptete, vier bis sechs Stunden Schlaf seien für jeden normalen Menschen absolut ausreichend. Eines seiner Lieblingsthemen war die »Pseudokrankheit« Burn-out. Er war der Meinung, Psychologen und Faulenzer hätten sich zusammengetan, um sich gegenseitig einen Gefallen zu tun.

Sie war bisher nur einmal krank gewesen. Da hatte sie etwas Falsches gegessen oder aber sich bei ihrem ebenfalls erkrankten Nachbarn angesteckt und war vier Tage lang zwischen Bett und Toilette hin- und hergegeistert. Als sie schließlich, immer noch etwas bleich, wieder zur Arbeit kam, hatte er sie mit den Worten begrüßt: »Na, haben Sie sich erholt?« Nur der bewusst gestreute Hinweis auf einen extrem ansteckenden Magen-Darm-Infekt erweckte bei Mattke eine gewisse Akzeptanz, um nicht zu sagen Dankbarkeit, für die Fehltage. Immerhin wurde er so nicht auch noch selbst angesteckt, so was könnte er sich in diesen stressigen Tagen gar nicht leisten. Allerdings war ihr klar, dass er für Kopfschmerzen oder andere nicht ansteckende Krankheiten keinerlei Verständnis gehabt hätte. Wie oft hatte er gesagt, wegen so was bleibt man doch nicht zu Hause, wo kommen wir denn da hin, wenn das jeder so machen würde. Insofern war sie froh, dass es sich bei ihr um einen möglicherweise »ansteckenden« Brechdurchfall gehandelt hatte – zumindest erzählte sie das mit dem »ansteckend« Frau Hasselbach an der Rezeption, um so sicherzugehen, dass es auch alle in der Geschäftsführung erfahren würden.

Vor acht Monaten war ihr zum ersten Mal aufgefallen, wie ihm plötzlich die Augen zuklappten. Mitten im Gespräch mit ihr. Erst nur ein paar Sekunden lang, dann auch mal ein oder zwei Minuten. Zuerst hatte sie einfach weitergeredet und geglaubt, er wolle ihr nur zeigen, wie uninteressant das war, was sie sagte.

Als er die Augen wieder aufschlug, hatte er immer so getan, als sei nichts gewesen. Aber bis heute war sie nicht hundertprozentig sicher, ob er in solchen Momenten nicht doch nur nachgedacht hatte. Schließlich waren ständig mehrere Termine und Themen in seinem Kopf. Dann war es auch bei längeren Sitzungen mit mehreren Teilnehmern passiert, und seitdem war ihre Arbeit zu einer Tortur geworden. Sie hasste es, ständig Blickkontakt mit ihm halten zu müssen. Sie hasste es, ihn unter dem Tisch mit dem Fuß anzustupsen. Sie berührte ihn kurz am Ellbogen und litt dabei unter der seltsamen Vorstellung, er könnte beim Aufwachen nach ihr fassen und ihre Hand festhalten. Bald hatte sie sich in den Sitzungen stärker auf Mattkes Zustand als auf das Thema konzentriert und deshalb die Protokolle abends noch einmal durcharbeiten müssen.

Vergebliche Mühe

Ihre Kollegen waren keine Hilfe. Keiner schien etwas zu bemerken oder bemerken zu wollen. Wenn sie zögerlich auf Mattkes Müdigkeit hinwies, bekam sie zur Antwort: »Der Mattke müde? Wenn der müde ist, dann bin ich tot.«

Sie zog ihr Handy aus der Tasche und tippte seine Nummer ein, hielt sich das Telefon aber nicht ans Ohr. Sie ließ es eine quälende Minute lang klingeln. Sie konnte die Vibration seines Telefons in seiner linken Jacketttasche sogar von ihrem Sitz aus hören. Aber er reagierte nicht.

Plötzlich dachte sie: Soll er doch schlafen. War doch lustig. War doch nicht ihr Problem. Wenn ein Vorstand schlafen wollte, dann bitte schön. Starken Kaffee gab es auf der Veranstaltung schließlich für jeden kostenlos. Aber dann bekam sie Angst, dass man doch am Ende sie dafür verantwortlich machen würde. Müsste er seinen Platz räumen, dann wäre es womöglich auch um sie geschehen.

Es blieb ihr nichts anderes übrig. Sie sah mit gespielter Überraschung auf ihr Telefon, hielt es sich ans Ohr, nickte mehrmals möglichst ernst, legte ihr Telefon wieder auf den Tisch und stand möglichst gelassen auf. Sie ging die zwei Schritte, beugte sich zu ihm herunter und flüsterte ihm ins Ohr.

»Herr Mattke, Herr Mattke.«

»Ja?« Er blickte sie an. Einen Moment lang sah er verwirrt aus, als habe er auf dieser Veranstaltung gar nicht mit ihr gerechnet.

»Es ist …«

»Was gibt's?«

»Alles gut.«

»Was? Was gibt es denn?«

»Ihre Frau hat angerufen.« Eine dumme Idee, aber etwas Besseres fiel ihr nicht ein. Seine Frau rief fast nie bei ihr an. Sie war ja nicht seine Sekretärin.

»Und?«, murmelte er. »Was sagt sie? Ist was passiert?«

»Nein, nein. Nichts. Beziehungsweise: Alles ist gut. Sie richtet ihre besten Wünsche aus.«

»Gut. Freut mich. Sonst noch was?«

»Nein.«

Sie setzte sich wieder hin. Sie konnte nur hoffen, dass er seine Frau nicht darauf ansprach. Aber wenigstens sah er

jetzt wacher aus, und die Veranstaltung würde auch nicht
mehr lange dauern. Für diesmal war es geschafft. Aber wie
lange würde sie das noch aushalten?

Diskretion und wenig Wartezeit

Zügig durchquerte ich mehrere Gänge, um vom Herzkatheterlabor vor der Intensivstation zurück zur Ambulanz zu
kommen. Gott sei Dank sind die Wege bei uns kurz, alles
unter einem Dach, einfach genial. Ich war bereits zwei Stunden zu spät und wollte fast rennen, hatte mich aber schon
lange daran gewöhnt, dass Hektik nichts bringt. Wenn man
als Arzt durch die Gänge rennt, verbreitet man höchstens
Unruhe und spart auch nur ein paar Sekunden.

In der Ambulanz wartete seit zwei Stunden ein Patient mit
Termin, aber im Herzkatheterlabor hatte es einen Notfall gegeben, bei dem wir keine Sekunde verlieren durften. Notfälle
sind im Krankenhaus Alltag, dafür sind wir ja auch da. Wenn
akute Herzinfarktpatienten eingeliefert werden, dann muss
eben alles andere hintanstehen. Da gilt dann die volle Aufmerksamkeit der gesamten Mannschaft diesem einen Patienten, und man geht erst dann wieder vom Kathetertisch, wenn
alles stabil und sicher ist.

Unsere Ambulanzpatienten wissen das. Viele von ihnen
waren schon einmal in einer vergleichbaren Situation, lernten
unsere Klinik erstmals als Notfallpatient kennen und wissen
es zu schätzen, dass unsere ungeteilte Aufmerksamkeit einzig
und alleine dem Notfallpatienten gehört, ganz gleich was vor
der Tür zum Herzkatheterlabor auch los sein mag. Die meisten Terminpatienten haben auch vollstes Verständnis dafür
und nehmen längere Wartezeiten durchaus in Kauf. Manche

bringen sich ohnehin gleich was zum Lesen mit – nervös machte mich nur neulich ein Ehepaar, das gleich mit dem Picknickkorb ankam. Das fand ich dann doch schon übertrieben, denn so lang sind die Wartezeiten nun auch wieder nicht.

Die Frage war, ob dieser spezielle Patient das auch verstehen würde. Erst nach mehreren Anläufen hatten wir überhaupt einen Termin gefunden. Jetzt kam er direkt vom Flughafen und musste wahrscheinlich gleich wieder weiter.

Es handelte sich um einen vielbeschäftigten Manager eines verzweigten Bankkonzerns. Er hatte keinesfalls mit meinem Assistenten, sondern nur mit mir persönlich sprechen wollen und dafür an einem Tag mehrmals hintereinander vergeblich angerufen. »Normalerweise«, hatte er gesagt, als er mich schließlich erreichte, »macht meine Sekretärin die Termine. Ich bin das nicht gewohnt. Aber in diesem Fall geht es nicht anders.«

Der Mann hatte sich als Herr Dr. Mattke vorgestellt. Er hatte wie jemand geklungen, der es gewohnt war, Anweisungen zu geben und auf deren Erledigung nie lange warten zu müssen.

»Welche Beschwerden haben Sie denn?«, fragte ich.

»Ich kann es mir nicht erklären«, begann er.

»Ja?«

»Ich schaffe es morgens manchmal kaum aus dem Bett. Mein ganzer Elan ist seit ein paar Monaten wie weggeblasen. Ich kenne das überhaupt nicht von mir.«

»Ich kann am Telefon natürlich keine Diagnose stellen, bin mir aber sicher, dass wir den Grund Ihrer Beschwerden aufspüren können. Irgendwas wird es ja schon sein.«

»Mir haben schon mehrere Ärzte gesagt, ich hätte Burnout«, fuhr er fort, »aber das glaube ich nicht. Ich fühle mich alles andere als depressiv. Ich bin einfach nur müde. Dabei schlafe ich sogar mehr als früher. Schmerzen habe ich eigentlich auch nicht. Ich kann mir das einfach nicht erklären.«

Als wir einen Termin ausgemacht hatten, sagte er noch: »Ich bitte Sie vor allem um zwei Dinge: Diskretion und möglichst wenig Wartezeit.«

»Diskretion ist selbstverständlich«, antwortete ich, »und bei den Terminen tun wir unser Möglichstes. Aber hundertprozentig garantieren können wir einen Termin leider nie. Es kann immer etwas dazwischenkommen.«

»Wieso nicht garantieren? Ich bin Wartezeiten nicht gewohnt.«

»Mit wie viel Wartezeit können Sie denn leben?«, fragte ich.

»Am besten ist gar keine.«

Und jetzt wartete er bereits mehr als zwei Stunden. Vielleicht war er schon wieder abgereist. Wutentbrannt. Oder er tobte in der Ambulanz herum oder, noch schlimmer, vor der Geschäftsführung. Während ich im Fahrstuhl stand, malte ich mir einen cholerischen Mann im feingeschnittenen Anzug aus, der mir vorrechnete, wie viel Geld ihn die Wartezeit kosten würde, und der Klinik mit Rechtsmitteln drohte.

Doch im Wartezimmer begegnete mir ein kleiner, ein wenig untersetzter, überaus sympathisch wirkender Mann im grauen Kaschmirpullover. Er war alles andere als genervt. Er saß mit gesenktem Kopf da und hatte die Augen geschlossen. Ich dachte erst, er würde über etwas nachdenken, doch weit gefehlt, er schlief! Vorsichtig rüttelte ich an seiner Schulter, worauf er erschrocken die Augen öffnete. Man sah, er hatte richtig tief geschlafen und musste sich erst wieder orientieren. Er streckte mir etwas verwirrt die Hand entgegen und schien überhaupt nicht ungehalten oder genervt zu sein, sondern einfach nur müde.

Er sah so zuversichtlich aus, dass ich es für das Beste hielt, die Verspätung gar nicht erst zu thematisieren. Offenbar hatte er die Zeit einfach verschlafen.

»Kommen Sie rein«, sagte ich, »dann gehen wir der Sache auf den Grund.«

Nach Burn-out sah der Mann wirklich nicht aus, aber sehen kann man das natürlich nicht.

Herr Mattke, Sie schlafen während der Sitzungen ein. Sie wären fast bei der Hauptversammlung eingeschlafen. Brauchen Sie vielleicht etwas mehr Ruhe? Bedrückt Sie vielleicht etwas? Sie musste ihn darauf ansprechen, wenn es sonst niemand tat. Am besten jetzt gleich.

Konstanze saß in Mattkes Büro. Die Stühle waren hier sehr bequem. Aber es lag bestimmt nicht nur an den Stühlen.

»Es gibt noch eine wichtige Sache«, begann sie, »über die ich gerne mit Ihnen sprechen würde.«

»Ja? Ich höre.« Mattke sah von seinen Unterlagen auf und verschränkte die Arme. Trotz seiner grauen Schläfen hatte er etwas Jungenhaftes.

»Also …«

Sie hatte einen Online-Test, ein Telefoninterview, ein Bewerbungsgespräch und auch noch ein eintägiges Assessment-Center erfolgreich bestehen müssen, bevor sie den Job bekam. In den ersten Arbeitswochen hatte Mattkes Gegenwart sie mit Nervosität und Beklemmung erfüllt. Er schüchterte sie ein und lobte sie nur ganz selten. Er nuschelte oft im Vorbeigehen Anweisungen, und dann grübelte sie fast eine ganze Stunde darüber nach, was er gemeint hatte oder ob sie ihn noch mal fragen sollte.

Aus der Nervosität war jedoch bald Routine geworden. Wenigstens war er nicht so wie ihr früherer Chef, der peinliche Witze gerissen und ihre Kleiderauswahl kommentiert hatte.

Aber seitdem er einschlief, war die Nervosität wieder da, und seit der Hauptversammlung war es noch schlimmer. Sie wollte ihn nicht mehr aufwecken müssen. Jemanden aufzuwecken, das war etwas Privates, Intimes. Etwas, das sie nicht mit ihm machen wollte. Wieso fiel es niemandem außer ihr auf?

Sie blickte ihn an. Wie sollte man so etwas sagen? Wer sagt dem Kaiser, dass er keine Kleider anhat? Und was passiert mit dem Überbringer schlechter Nachrichten noch mal? *Herr Mattke, ich hatte das Gefühl, dass sie irgendwie schlafen oder so.« – »Schlafen? Wie kommen Sie darauf?« – »Sie sahen ein bisschen schläfrig aus.« – »Sie finden mich schläfrig? Meinen Sie vielleicht, ich habe Burn-out?«* Sie räusperte sich.

»Es ist wegen der Hauptversammlung«, begann sie noch einmal. Kritik an der Sache, hieß es in den internen Feedback-Regeln, nicht an der Person. Aber sie hatte noch nie erlebt, dass Mattke von seinen Untergebenen auch nur in der Sache kritisiert wurde. »Kritik-un-fä-hig«, hatte seine Sekretärin ihr einmal zugeflüstert und mit dem Zeigefinger auf seine Tür gedeutet.

Konstanzes Blick huschte über den Schreibtisch. Neben den aufgestellten Fotos von seiner Frau und seinen beiden Kindern stand ein kleiner, goldener Löwe. Ein Geschenk oder Mitbringsel aus Afrika. Irgendwie musste sie es ihm sagen. Jetzt. Andererseits hatte sie schon so lange geschwiegen, dass er ihr vielleicht gerade deswegen Vorwürfe machen würde.

»Ach«, lachte er plötzlich und winkte ab, »ich weiß schon, was Sie meinen. Wegen meiner Frau. Keine Sorge.«

»Ja. Genau.«

»Ich habe mit meiner Frau gesprochen. Sie haben da auf der Hauptversammlung etwas durcheinandergebracht. Kein

Problem. Ist ja nichts weiter passiert. Vielleicht hat sich auch meine Frau geirrt.«

»Nein. Ich wollte ...« Sie stockte.

»Vergessen Sie's. Spielt ja gar keine Rolle mehr.«

»Okay. Vielen Dank.«

»Sonst noch was?« Er hatte den Kopf schon wieder über die Unterlagen gebeugt.

»Nein. Das war's eigentlich. Dann hat sich das ja erledigt.« Sie stand auf und ärgerte sich über sich selbst. Nichts hatte sich erledigt.

Spurensuche

Herr Mattke war sympathisch, aber keine große Hilfe. Er wiederholte mehrmals die allgemeinen Beschwerden Müdigkeit und Erschöpfung, konnte aber nicht mal genau sagen, wie lange er sich schon so fühlte. Und unseren per E-Mail verschickten ausführlichen Fragebogen hatte er auch nicht ausgefüllt.

Er war es offensichtlich nicht gewohnt, über sich selbst als leidenden Patienten zu reden. Er wirkte im Gespräch auch nicht müde, sondern im Gegenteil sehr ungeduldig.

Kurz und eher widerwillig gab er Auskunft über sein Lebensumfeld. Er war glücklich verheiratet, hatte zwei Kinder, und sein Job machte ihm, wie er mehrfach betonte, »großen Spaß«. Er verreiste viel und lebte in einem großen Haus dicht am Waldrand. Während seiner Arbeit kam er nicht mit giftigen oder gefährlichen Stoffen in Verbindung. Er hatte außer einer Blinddarm-OP noch keinerlei Operationen gehabt und war insgesamt erfreulich gesund.

Mehrere Basisuntersuchungen hatten wir bereits eingeplant, um weitere Terminprobleme zu vermeiden. An den bereits von seinem Hausarzt erhobenen Blutwerten war auch erst mal nichts Ungewöhnliches festzustellen, lediglich sein Bluthochdruck ließ sich schwer einstellen, aber das konnte wiederum vieles bedeuten. Vielleicht lag es am Schlafverhalten.

»Schnarchen Sie?«, fragte ich.

Er antwortete: »Meine Frau hat sich jedenfalls noch nicht beschwert.« Dann war seine Atmung in der Nacht offensichtlich so weit normal. Das machte die ganze Sache nur komplizierter.

»Sie fühlen sich ständig müde«, fasste ich noch mal zusammen, »aber nicht niedergeschlagen.«

»Ich habe kein Burn-out, falls Sie das denken«, sagte er, obwohl ich gar nicht von Burn-out gesprochen hatte.

»Wie sieht es mit Haustieren aus?«, fragte ich.

»Wir haben einen Cockerspaniel. Matthieu. Er ist der Liebling meiner Frau. Und meiner Kinder natürlich.«

»Haben Sie viel Kontakt zu dem Hund?«

»Na ja. Also, er schläft nicht im Bett, wenn Sie das meinen. Ich gebe dem Hund auch keine Küsschen.«

Ohne ausgefüllten Fragebogen würde die Vorbefragung natürlich viel länger dauern. Aber einen neuen Termin würden wir so bald nicht finden. Herr Mattke schien immer ungeduldiger zu werden. Wahrscheinlich hatte er sich eine Diagnose innerhalb von zehn Minuten erhofft. Es ist zwar schmeichelhaft, wenn man uns so viel zutraut, aber zaubern können wir natürlich nicht. Wichtig war, dass der Mann möglichst schnell Hilfe bekam. Auf langwierige Untersuchungen würde er sich allerdings nur mit der Hoffnung auf ein konkretes Ergebnis einlassen. Einige Unterlagen hatte er erfreulicherweise ja auch mitgebracht, so dass uns das die Arbeit erleichterte. Vor allem der Ausdruck einer bei ihm

kürzlich durchgeführten Langzeit-Blutdruckmessung fiel mir
ins Auge. Der Blutdruck war tagsüber recht hoch, und man
konnte einzelne Blutdruckspitzen erkennen, bei denen man
sich vorstellen konnte, dass dies unangenehme, stressige Gespräche oder Telefonate waren. Was jedoch irritierte, war die
Tatsache, dass der Blutdruck nachts so gar nicht abfiel. Im
Gegenteil, man sah auch da einzelne Blutdruckspitzen, die
ganze Nacht war der Blutdruck hoch, fast höher als über den
Tag. Das normale Blutdruckverhalten zeigt uns nachts eine
Absenkung der Blutdruckwerte, ein sogenanntes »nächt-
liches Dipping«, doch davon war noch nicht einmal andeu-
tungsweise etwas zu sehen.

Mit dem Stift in der Hand dachte ich einen Augenblick
lang nach. Dadurch wurde er so ungeduldig, dass er auf-
sprang und sich mit einer Hand durch die Haare fuhr.

»Ich weiß, was Sie denken«, sagte er. »Es ist kein Burn-out.
Ich habe garantiert kein Burn-out. Nicht jeder Bankier hat
Burn-out.«

»Das habe ich ja auch gar nicht gesagt. Ich habe mir nur
Ihre Blutdruckwerte angesehen und überlegt, was da los ist.«
Zuhören war ganz offenbar nicht seine Stärke.

Er sah mich an: »Glauben Sie etwa auch an Burn-out?«

»Ich bin nicht sicher, ob es dabei um Glauben …«

»Vergessen Sie Burn-out«, fuhr er fort. »Sie sind doch auf
seltene Krankheiten spezialisiert. Ich habe mir bestimmt in
Angola irgendwas Seltenes geholt. Ja, ich glaube, seitdem hat
es angefangen. Das ist jetzt ungefähr ein Jahr her. Meine Frau
und ich waren dort auf Safari.«

Ich wurde hellhörig. Reisen ins nichteuropäische Ausland
sollten bei der Diagnose immer berücksichtigt werden. Eine
Vielzahl von Infektionen kommt durch Reisen ins Ausland
zustande, meist durch den Konsum von verunreinigten Le-
bensmitteln oder eben durch Insektenstiche.

Eine tropische Krankheit, die in der Tat bei Touristen in Afrika zu einer schweren Müdigkeit führen kann, ist die afrikanische Trypanosomiasis, auch bekannt unter dem Namen »Schlafkrankheit«.

Die Erreger der Schlafkrankheit sind sogenannte Einzeller, gehören der Gruppe der Trypanosomen an und werden durch einen Stich der Tsetsefliege übertragen. Das klinische Bild ist allerdings nicht vergleichbar mit dem, was unser Manager hatte. Nach einem Stich der Tsetsefliege dauert es etwa zwei Wochen, bis Fieber, Kopf- und Gliederschmerzen, quälender Juckreiz, Hautausschlag und Schwellungen der Lymphknoten, oftmals am hinteren Nackenbereich, auftreten. Es kann zu Veränderungen des Blutbildes kommen. Nach etwa sechs Monaten befällt der Erreger dann das Gehirn, mit furchtbaren Folgen. Es kommt zu Verwirrtheitszuständen, epileptischen Anfällen, Depressionen und starker Müdigkeit mit Schlafneigung. Manchmal kommt es auch zu einem Parkinson-ähnlichen Krankheitsbild. All das hatte unser Patient Gott sei Dank nicht.

Aber offensichtlich hatte er sich im Internet bereits über mögliche Infektionen informiert. »Wir waren dort in einem Risikogebiet für Tsetsefliegen, habe ich gelesen«, sagte er. »Da gibt es doch alle möglichen Würmer und Parasiten und solch einen Kram.«

»Ja«, sagte ich, »wir können das später gerne noch überprüfen. Im Moment spricht erfreulicherweise nichts für die afrikanische Schlafkrankheit. Aber lassen Sie uns doch erst mal in Ruhe nachsehen.«

»Wir haben einmal in einem Hotel übernachtet, und dahinter war eine riesige braune Pfütze. Vielleicht haben die das Trinkwasser aus dieser Pfütze gezapft. Das ist es. Dann müssen Sie den Wurm nur noch finden.« Er war offenbar überzeugt, das Problem gelöst zu haben.

Die Hypothese einer Tropenerkrankung passte nicht, das war mir eigentlich klar, auch wenn der Patient dies immer wieder vorbrachte. Es musste etwas sein, womit die Tagesmüdigkeit, der schlecht einstellbare hohe Blutdruck und die fehlende Nachtabsenkung der Blutdruckwerte erklärt werden könnten. Ich fasste mir an den Kopf. Plötzlich war alles klar. Der Mann litt mit großer Wahrscheinlichkeit unter dem obstruktiven Schlafapnoe-Syndrom. Dabei atmet der Betroffene nachts sehr unregelmäßig und hört immer wieder längere Zeit zu atmen auf – solche Phasen bezeichnet man als Apnoephasen. Der Betroffene bekommt von diesen Phasen selbst nichts mit, empfindet den Schlaf jedoch am nächsten Morgen als wenig erholsam und fühlt sich deshalb auch ständig müde. Den Partnern der Betroffenen fällt dies allerdings meistens durch lautes Schnarchen und immer wieder stillstehende Atmung auf.

Risikofaktoren für das Schlafapnoe-Syndrom sind ein höheres Lebensalter, männliches Geschlecht, Bluthochdruck, Übergewicht, Fettstoffwechselstörungen, Diabetes, eine schiefe Nasenscheidewand, chronische Nasennebenhöhlenentzündungen, Apnoe-Syndrom in der Familie, neuronale Störungen wie das Post-Polio-Syndrom sowie schwere muskuloskeletale Erkrankungen wie zum Beispiel eine schwere Skoliose.

Besonders gefährlich ist das Syndrom beim Autofahren. Schlafmediziner gehen davon aus, dass zahlreiche Lkw-Unfälle durch ein nicht diagnostiziertes Schlafapnoe-Syndrom des Fahrers verursacht werden.

Ich brauchte noch ein bisschen Überzeugungsarbeit, um Herrn Mattke von seiner Angola-Theorie abzubringen, aber dann sagte er die nächsten Termine ab und ließ sich an unser extrem erfahrenes Schlaflabor-Team weiterleiten. Unsere Marburger Schlafforscher sind national sowie international überaus renommiert, und dieses Krankheitsbild wurde auch in Marburg mit als Erstes wissenschaftlich bearbeitet. Das überzeugte den Manager, der natürlich nur von den Besten behandelt werden wollte. Er stimmte nach kurzem Sinnieren einer Untersuchung in unserem Schlaflabor zu und verbrachte schon die folgende Nacht verkabelt und monitoniert in unserer Klinik.

Im Schlaflabor wurden durch einen sogenannten Polysomnograph das Atemmuster, der Sauerstoffgehalt und die Sauerstoffsättigung von Mattkes Blut während der Nacht aufgezeichnet. Dann wurden die Apnoe- und Hypopnoephasen, also die Phasen ohne richtige Atmung, gezählt und ein sogenannter Apnoe-Hypopnoe-Index (AHI) gebildet. Liegt der AHI zwischen 5 und 15, dann spricht man von einer »milden« Form der Schlafapnoe, bei einem AHI zwischen 15 und 30 liegt eine »moderate« Störung vor, und bei einem AHI, der größer als 30 ist, besteht eine schwere Form der Schlafapnoe.

Das Labor stellte fest, was wir vermutet hatten: Herr Mattke litt unter einer schweren Form der Schlafapnoe mit einem AHI von weit über 30.

Manchmal reicht es für eine Besserung schon aus, wenn der Patient ein paar Kilo Gewicht abnimmt. Das konnte Mattke auch helfen, würde aber sicherlich nicht ausreichen. Er bekam eine sogenannte CPAP-Atemmaske angepasst. Daran ist ein kleiner Kompressor angeschlossen, der die Atemluft mit einem leichten Überdruck anbietet. Der Patient wird durch dieses Gerät nicht beatmet, es werden lediglich Hindernisse »freigeräumt«, die die Atmung des Patienten behindern.

Für die Betroffenen ist die Vorstellung, jede Nacht mit solch einer Maske schlafen zu müssen, oft ein kleiner Schock. Auch ihre Partner sind manchmal nicht gerade begeistert –

wer will schon morgens neben einem geliebten Menschen aufwachen, der aussieht wie ein Außerirdischer? Doch die sofortige Besserung der Beschwerden sowohl des Betroffenen als auch des Partners, der nicht mehr das Schnarchen ertragen muss, sorgt meistens dafür, dass sich beide sehr schnell mit dem Gerät anfreunden.

Das »Schöne« an dem Schlafapnoe-Syndrom ist: Schon nach wenigen Nächten mit einer gut eingestellten CPAP-Maske fühlen sich die Betroffenen wie neugeboren.

So erging es auch Mattke. Seit langer Zeit empfand er die Nächte wieder erholsam und sprang morgens förmlich aus dem Bett.

Die Diagnose einer Schlafapnoe ist im Prinzip einfach. Wenn man sie nicht zu schnell ausschließt.

Wie sich herausstellte, hatte ich die Spur »Schnarchen« nicht sofort hartnäckig genug verfolgt. Ein paar Tage später kam er zu uns, um sich kurz zu bedanken.

»Aber Sie haben doch gesagt, Ihre Frau hätte sich noch nie beschwert?«, hakte ich noch einmal nach.

»Stimmt«, entgegnete er, »das konnte sie ja auch gar nicht. Sie hört mich nicht. Wir schlafen schon seit vielen Jahren in getrennten Zimmern. Das ist für uns das Beste. Ich hätte nur nicht gedacht, dass so etwas wichtig ist.«

Böses Erwachen

Sechs Wochen nach der Hauptversammlung kam Konstanze wie gewohnt um sieben ins Büro. Es war Montag. Als der Fahrstuhl aufging, spürte sie sofort, dass etwas anders war. Im ersten Augenblick konnte sie nur noch nicht sagen, was. Dann fiel es ihr auf.

Am Ende des Ganges kam Licht aus dem hinteren Zimmer. Aus Mattkes Büro. Er war bereits da. Sie hatte sich inzwischen daran gewöhnt, ihren ersten Kaffee in aller Ruhe zu trinken und nebenher schon mal den Tag zu strukturieren. Mattke war immer erst gegen halb acht erschienen.

Er saß am Schreibtisch und arbeitete. Als er zu ihr aufsah, fiel ihr noch etwas auf: Er sah plötzlich sehr viel ausgeschlafener aus und ähnelte wieder viel mehr dem Mann, der sie eingestellt hatte.

Sie sagte: »Guten Morgen, Herr Mattke, Sie sind heute ganz schön früh.«

»Ja, das ist mir bewusst.« Mit zwei Fingern tippte er einen Rhythmus neben die Computertastatur und wiederholte: »Das ist mir durchaus bewusst. Heute wird sich so einiges ändern.«

»Gibt es einen nicht eingeplanten Termin?« Sein Tonfall machte ihr Angst.

»Nein. Nichts Besonderes.«

»Wollen Sie auch einen Kaffee?«

»Nein danke. Kaffee brauche ich ab jetzt nicht mehr. Aber ich möchte um halb zehn gerne mit Ihnen reden. Bis dahin habe ich zu tun.«

Sie zuckte zusammen und nickte. Was ging hier bloß vor? Sie brühte sich einen Kaffee auf, aber er schmeckte ihr nicht mehr so richtig. Sie fühlte sich aus dem Takt gebracht und konnte sich nur noch schlecht konzentrieren. Dass Mattke extra einen Termin ausmachte, um sich mit ihr persönlich zu unterhalten, war äußerst ungewöhnlich.

Um halb zehn stand er in seinem Büro und sah aus dem Fenster, als sie hereinkam. Er hielt den goldenen Löwen in der Hand und schien ihn zu streicheln.

»Ich hatte ein sehr schönes Wochenende«, fing er an. »Äußerst erholsam.«

Konstanze kam das alles immer seltsamer vor. »Was haben Sie denn gemacht? Sind Sie verreist?«

»Nein. Ich habe mich einfach nur ausgeschlafen.«

»Schön.«

»Ich schlafe jetzt übrigens mit einer Maske.«

»Ah.« Konstanze verstand gar nichts mehr.

»Ist Ihnen denn gar nichts aufgefallen?« Mattke drehte sich zu ihr um und wurde lauter. »Ich leide seit über einem Jahr an einer schweren Schlafapnoe. Ich schlafe nachts nicht richtig. Deshalb bin ich tagsüber ständig müde. Ich bin deshalb sogar beim Arzt im Wartezimmer eingeschlafen.«

»Oh, das tut mir ...«

»Stellen Sie sich das doch mal vor! Als wäre ich achtzig! Und man hat mir gesagt, dass ich wahrscheinlich auch tagsüber eingeschlafen bin, ohne es zu merken. Wissen Sie eigentlich, wie peinlich das für mich ist?«

»Na ja, also ich habe schon ...«

»Was haben Sie?« Er war wütend. »Sie haben das gemerkt?«

»Nicht sofort. Aber später. Nur ein paarmal.«

»Aha. Und Sie sagen mir nichts?« Er tippte sich an die Stirn und knallte den goldenen Löwen schließlich ärgerlich auf seinen Schreibtisch. »Sie lassen mich einfach schlafen? Sie lassen mich aussehen wie einen Opa?«

Konstanze war plötzlich den Tränen nahe. »Ich wollte doch nur ... Ich habe es ja versucht ...«, stammelte sie, aber es half alles nichts.

Mattkes Stimme war höher geworden, er klang fast hysterisch: »Ich habe Sie eingestellt, damit Sie arbeiten! Verstehen Sie? Arbeiten! Nicht schlafen!« Er schlug mehrmals mit der flachen Hand auf den Schreibtisch. Der Löwe machte einen kleinen Satz und fiel um. »Und dazu gehört auch, dass Sie andere vom Schlaf abhalten.«

Konstanze nickte. Ein Kloß war in ihrem Hals.

»Sie haben mich vor der ganzen Belegschaft lächerlich gemacht«, kreischte er und war plötzlich still.

Dann sah er sie an: »Sie sind entlassen.«

Konstanze lag in den nächsten Tagen nachts oft lange wach, während ihr Chef mit der Atemmaske seelenruhig schlief.

Vom Straßenköter zum Schoßhund

Es begann in der Nacht. Regentropfen trommelten von draußen gegen die Fenster. Martin schlug benommen die Augen auf.

Ein Teil der Zimmerdecke wurde schwach von der Straßenlaterne erleuchtet. Vera besaß keine Vorhänge. Er fuhr sich unters T-Shirt. Es war schweißgetränkt. Ihm war furchtbar übel. Er hatte das dringende Bedürfnis, sich zu erbrechen. Es kam ihm ekelhaft vor, dass die Matratze so schmal war und direkt auf dem Boden lag.

So schnell und leise wie möglich wand er sich aus der Decke, stand auf und warf dabei einen flüchtigen Blick auf Vera. Sie lag seitlich und schlief lautlos, ihre offenen blonden Haare bedeckten das Kopfkissen. So schön sah sie aus. Er würgte und presste die Hand vor den Mund. Er spürte etwas Saures, Warmes hinten auf der Zunge, schluckte es mit aller Kraft wieder herunter und rannte durch den Flur Richtung Bad.

Bei Veras Mitbewohnerin Marielle war noch Licht an. Gandhi schlief bei ihr im Bett. Er sah es im Vorbeihuschen im Augenwinkel, die Tür stand einen Spalt offen, leise gestellter Elektropop drang aus dem Zimmer.

Ohne nachzudenken, drückte er die Klinke herunter, die Hand noch immer vorm Mund. Die Tür war nicht verschlossen. Marielle erhob sich gerade von der Toilette, stieß einen spitzen Schrei aus, zog sich Unterhose und Jeans auf einmal hoch und betätigte hektisch die Spülung. »Geht's noch, oder

was? Pass doch auf!«, meckerte sie und drückte sich kopfschüttelnd an ihm vorbei.

Er wollte »'tschuldigung« sagen, doch dazu hätte er den
Mund öffnen müssen. Sie knallte die Badezimmertür zu,
dann die von ihrem Zimmer. Martin fiel vor der Kloschüssel
in die Hocke und gab dem Drang nach, bis nichts mehr kam.
Er bemühte sich, möglichst leise zu würgen.

Er kniete noch eine Weile vor der Schüssel und spuckte
Galle ins Klo. Marielle hatte ihn von Anfang an nicht ge-
mocht. Sie saß meistens in der Küche und surfte im Internet.
Mit ihrem Studium schien sie nicht recht voranzukommen.
Ab und zu hatte sie ihn mit »Ach, da ist ja der Spießer schon
wieder« begrüßt. Manchmal nannte sie ihn auch den »alten
Knacker«.

Er hatte immer so getan, als kümmere es ihn nicht. Doch
wenn Marielle in der Wohnung war, fühlte er sich ein bisschen älter als sonst. Dabei war er gerade mal 42. Während er
in die Kloschüssel sah, stellte er fest: Er mochte Marielle und
ihre moralische, wertende Art auch nicht. Weder sie noch
Gandhi, ihren verfluchten Hund.

Anschließend wusch er sich gründlich Hände und Gesicht,
roch mehrmals an seinen Händen und spülte sich mehrfach
den Mund aus. Putzte sich lange die Zähne.

Als er zurückschlich, war Marielles Tür geschlossen, und
Vera hatte die Augen geöffnet.

»Was ist?«, fragte sie.

Er tat verschlafen, schüttelte nur den Kopf. Was sollte
sein? Er kuschelte sich an sie, nahm ihre Hand.

»Geht's dir nicht gut?« Sie klang viel zu wach.

»Wieso? Doch, doch. Alles gut. Mir war nur für einen Moment etwas schlecht.«

»War das eine Glas vielleicht doch zu viel?«

»Quatsch.«

»Hast du ge...? Musstest du ...?«

Statt zu antworten, wartete er, bis ihre Atemzüge gleichmäßig wurden. Konnte es wirklich der Rotwein sein? Vertrug er denn gar nichts mehr?

Das Gewissen schmerzt

Tagsüber ging es ihm besser, er schluckte zwei Paracetamol, die hatten bisher gegen alles geholfen. Viel krank gewesen war er in seinem Leben ohnehin nicht. Er kannte sich als einen Menschen mit robuster Konstitution, und darauf war er sogar ein bisschen stolz.

Die nächste Nacht verbrachte er wieder bei seiner Frau Sonja zu Hause. Sie kochte Lasagne bolognese für die ganze Familie. Ihr altes Willkommensessen, wenn er auf Geschäftsreise gewesen war. Er sank abends erleichtert in ihre Arme. Auf dem über zwei Meter breiten Bett schlief er wie ein Stein.

Erst tags darauf kam die Übelkeit zurück, diesmal im Büro. Die Bauchschmerzen waren so heftig, dass ihm Tränen in die Augen traten. Es fiel nicht weiter auf, dass er fast eine ganze Stunde auf der Toilette verbrachte. Danach war er durchgeschwitzt, als hätte er im Anzug einen Dauerlauf absolviert.

Das Würgen machte ihn heiser, sein Hals schmerzte von der sauren Gallenflüssigkeit.

»Sommergrippe?«, fragte ein Kollege im Vorbeigehen.

Nach Feierabend ging er noch schnell bei einer Apotheke vorbei, ließ sich rezeptfreie, pflanzliche Pastillen geben. Auf dem Sofa vor dem Fernseher lutschte er die halbe Packung. Seine knapp vierjährige Tochter Lisa quengelte: »Ich will auch von den Bonbons haben!«

»Das ist Arznei für den Papa«, antwortete er.

»Papa, bitte!«

»Nein.«

»Bist du krank?«

Nachts wachte er wieder auf. Etwas drückte seinen Magen kräftig zusammen. Der Brechreiz war diesmal nicht so stark, aber er wälzte sich zwei Stunden lang hin und her, die Schmerzen ließen nicht nach. Er fragte sich, ob es sein Gewissen war, das ihm so weh tat. Knapp unter dem Zwerchfell schien alles zusammenzufließen, was ihn bedrängte: die Lüge mit Vera, die Zukunft, das Alter, die Liebe trotzdem zur Familie, die Scham. Er wusste nicht, wie es weitergehen sollte. Die Sache mit Vera ging jetzt schon ein ganzes Jahr. Er lutschte den Rest der Packung auf, ohne dass es half.

Am vierten Tag meldete er sich krank. Er ging zu seinem Hausarzt Dr. Lehmann und berichtete von seinen Beschwerden. Der Arzt glaubte zunächst an eine Magenverstimmung oder eine leichte Lebensmittelvergiftung. Gemeinsam gingen sie alles durch, was er in den letzten Tagen zu sich genommen hatte. War er in einem Sushi-Laden gewesen? Hatte er rohen Fisch verzehrt? Irgendetwas, dessen Frische er nicht garantieren konnte? Hatte er eine alte Essgewohnheit plötzlich geändert?

Sie fanden nichts. Er hatte oft in der Kantine gegessen, aber eine Vergiftung von dort wäre schon längst bekannt geworden und hätte nicht nur ihn allein betroffen. Er hatte immer mit mindestens einer anderen Person zusammen gegessen, und niemand außer ihm klagte jetzt über Übelkeit.

Der Hausarzt nahm Blut ab, die Ergebnisse würden in ein paar Tagen da sein. »Vielleicht«, sagte er und gab Martin die Hand, »ist es bis dahin ja schon wieder weg.«

Lehmann schrieb ihn für drei Tage krank. Die Laborwerte brachten keine Klärung.

Vertraute Örtchen

Jeden Tag wurde ihm mindestens einmal übel. Zu Hause bei seiner Frau klagte er hemmungslos über die Bauchschmerzen und ließ sich bemuttern.

Alle zwei Wochen übernachtete er bei Vera. Dort riss er sich mit großer Anstrengung zusammen und bemühte sich, auch Marielles Sympathie zu gewinnen. Wenn er hereinkam, saß Marielle meistens in der Küche an ihrem Laptop und schien wenig erfreut über seine Anwesenheit. Er ignorierte ihre missbilligenden Blicke, setzte sich zu ihr in die Küche und erkundigte sich mit vorgeschobenem Interesse nach ihren sozialen Projekten und ihren Reisen nach Osteuropa. Er sagte, Gandhi sei toll und unglaublich schlau, obwohl der Hund kein bisschen auf sein Frauchen hörte. Marielle ließ sich davon nicht beeindrucken, weigerte sich auch, über seine kleinen Scherze zu lachen.

Die Übelkeit kam meistens tagsüber, während er im Büro saß. Er wollte sich nicht sofort wieder krankschreiben lassen, zumal er Vera dann nicht mehr hätte sehen können. Die drei Toiletten in seiner Abteilung hatte er früher nicht sonderlich beachtet, jetzt wurden sie ihm immer vertrauter. Zwei waren mit Kritzeleien beschmiert, in der einen stand »Wann, wenn nicht jetzt?« über dem Spülkasten. In der anderen: »Seelenheil sieht anders aus, gezeichnet Gott«. Eine Toilette war sauberer, weißer, die mochte er am liebsten. Wenn ein Kollege am Pissoir stand, pfiff Martin manchmal von der Kabine aus möglichst unbekümmert vor sich hin, während sich sein Magen krümmte. Er stellte fest, welche Kollegen öfter aufs Klo gingen als die anderen, obwohl es ihn nicht interessierte.

Die Nächte, in denen er sich nicht übergeben musste, kamen ihm vor wie Geschenke. Sie waren selten. Bei Vera gelang es ihm nicht, so leise aufs Klo zu gehen, dass sie nicht aufwachte. Er beteuerte immer wieder, es sei alles in Ordnung. Es kam ihm vor, als ekle sie sich vor ihm. Einmal stand Marielle im Flur, als er herauskam.

»Alter, raffst du's nicht?«, sagte sie und drehte sich um. Er wusste wirklich nicht, was sie meinte.

Der Hausarzt drückte mit einem Holzstäbchen seine Zunge herunter und sah in seinen Rachen.

»Sind Ihnen irgendwelche Allergien bekannt? Nahrungsmittelunverträglichkeiten?«, fragte Lehmann.

»Nicht dass ich wüsste. Bis jetzt habe ich damit keine Probleme gehabt. Ich konnte immer alles essen. Mir hat nichts geschadet.«

»Gluten?«

»Kein Problem.«

»Laktoseintoleranz oder Probleme mit Fruktose?«

»Auch nicht.«

»Sie essen alles?«

»Ja. Das meiste.«

Lehmann schickte ihn in ein spezielles Labor, dort verteilten sie verschiedene Reizstoffe auf seinem Unterarm. Bei den zwei unteren Kreisen juckte es, aber das, sagten die Ärzte, sei ganz normal.

Man verabreichte ihm verschiedene Nahrungsmittel, er musste drei Tage lang in dem Labor übernachten, damit andere Einflussfaktoren ausgeschlossen werden konnten. Das Ergebnis war gleich null.

Er bat den Hausarzt, noch mal Blut abzunehmen, obwohl das Labor bereits alles mehrmals überprüft hatte.

Dr. Lehmann lächelte: »Machen Sie sich keine Sorgen. Die Werte sind völlig normal.«

Martin hielt sich währenddessen den Bauch.

»Ist ja schön, dass wenigstens das Labor normal ist. Aber

bei mir ist nichts normal, ich fühl mich kotzübel«, entfuhr es ihm.

»Mir ist einfach ständig schlecht. Immer wieder. Ich kann mir das überhaupt nicht erklären. Ich muss mehrmals am Tag brechen. Es ist schrecklich.«

Der Arzt strich sich übers Kinn und sah Martin nachdenklich an. »Aha. Und wie sieht es psychisch momentan bei Ihnen aus?«

»Psychisch?« Martin redete normalerweise nicht über seinen psychischen Zustand, dachte darüber noch nicht mal nach.

»Irgendwelche Veränderungen in letzter Zeit? Belastungen oder Stress? Gibt es etwas, das Sie seelisch bedrückt?«

»Nein«, antwortete Martin, »eigentlich nicht. Nicht dass ich wüsste.«

»Magenschmerzen können durchaus psychisch bedingt sein. Das ist nichts Ungewöhnliches und kann sogar bis zum Erbrechen führen. Im Magen, sagt man, da sitzt das Seelenheil. Das wussten schon die alten Chinesen.« Der Arzt zeigte auf seinen eigenen Magen und machte eine kreisförmige Bewegung dazu.

»Ah«, nickte Martin.

»Schauen Sie einfach mal ein bisschen genauer in sich hinein. Vielleicht finden Sie ja eine Ursache. Sonst doktern wir hier nur an den Symptomen herum.«

Zu Hause verzichtete Martin ein paar Tage lang auf Milchprodukte, kaufte glutenfreie Nudeln, ließ Eier weg, bestrich sich sein Brot mit pflanzlicher Margarine statt mit Butter und ignorierte die leichte Befremdung, mit der ihn seine Familie dabei ansah. Die Umstellung brachte keinen Erfolg.

Wieder schrieb der Hausarzt ihn krank, diesmal für zwei ganze Wochen. Im Ehebett ließ er sich gehen und jaulte wie ein Kleinkind vor sich hin. Er sah fern und blätterte endlich die ungelesenen *GEO*-Hefte durch, die sich während der letzten zehn Jahre im Regal angesammelt hatten.

Sonja brachte ihm Zwieback und magenfreundlichen Tee. Sie strich ihm über die Stirn. Er stöhnte minutenlang auf, sprach scherzhaft davon, dass es zu Ende gehe, und genoss es, wie heftig sie ihm widersprach. Er bettelte, sie möge seine Hand nehmen und ihm die letzte Salbung erteilen. Die Magenschmerzen waren wirklich schlimm. Sonja meinte, es liege an der Arbeit, am allgemeinen Stress. Die vielen Dienstreisen. Dass Stress Übelkeit verursache, das sei doch überall nachzulesen.

Als die Arbeit wieder losging, sagte er: »Auf meinem Schreibtisch hat sich bestimmt so einiges angesammelt. Muss wahrscheinlich viele Überstunden machen und werde in den nächsten Tagen oft später kommen.«

Vera hatte eine andere Erklärung. Sie glaubte, er trinke zu viel. Er fühlte sich wie ein alter, nach Erbrochenem stinkender Sack. Marielle fragte: »Geht's dir wieder besser?« Es klang ironisch.

Er traute sich nicht mehr, bei Vera Wein zu trinken. Sonst hatten sie immer ein oder zwei Gläser getrunken, nebenbei. Aus Geselligkeit, nicht wegen dem Rausch. In der WG-Küche kam er sich ohne den lösenden Alkohol plötzlich steif und unbeholfen vor. Vera schien distanzierter als sonst.

In einer Nacht bei Vera wurde es so schlimm, dass er eine ganze Stunde auf der Toilette verbrachte. Dann war es halb fünf, und er wollte sie nicht schon wecken. Also saß er in der WG-Küche und wärmte sich die Hände an einem Kaffee, ohne ihn trinken zu können.

Immer wieder dachte er an die Worte des Hausarztes: Psychologisch bedingt.

Was sollte das heißen? Reinen Tisch machen? Je länger er darüber nachdachte, desto weniger andere Lösungen schien es zu geben. Die Bauchschmerzen kamen von der Lüge. Er würde Sonja nicht verlassen, ihr auch nichts gestehen, das ging zu weit.

Er verabschiedete sich von Vera wie sonst, lächelte ihre Bedenken wegen seines Zustands einfach weg. Dann schrieb er ihr eine E-Mail, fand sich ein bisschen feige und war trotzdem erleichtert.

Er könne das seiner Frau nicht mehr antun, schrieb er. Es liege nicht an ihr, Vera. Sie sei ein toller Mensch. Es sei eine schwere Entscheidung, sie habe noch so viel vor sich. Sie solle sich nicht durch ihn belasten. Es tue ihm leid. Etwas Besseres fiel ihm nicht ein.

Wie nach einer schweren Aufgabe kam er nach Hause, umarmte Sonja länger als sonst.

Vera leitete seine E-Mail an ihn zurück, die Worte »Es tut mir leid« waren durchgestrichen. Sie rief ihn nicht mehr an. Auf dem Weg zur Arbeit umfuhr er weiträumig die Straße, in der Marielle und sie wohnten.

Er fühlte sich wiederhergestellt. Alles war gerade noch mal gutgegangen. Er besaß eine tolle, heile Familie, zu der er gehörte. Er kam nach der Arbeit wieder früher nach Hause, übernahm mehr Aufgaben im Haushalt, schaltete beruflich ein bisschen zurück, hörte sich bei den Kollegen nach Halbtagsmodellen um.

Diäten und Diagnosen

Dennoch, die Übelkeit hörte nicht auf. Immer wieder war sie für kurze Zeit verschwunden, kam dann mit aller Macht zurück. Dr. Lehmann sah ihn nachdenklich an, zögerte, sagte etwas von einem möglichen Tumor im Bauchraum oder sogar im Gehirn.

»Es kann manchmal vorkommen, dass ein Karzinom den Darm zusammendrückt. Dadurch bildet sich eine Art Stau, so dass die Nahrung praktisch rückwärts wieder herausbefördert werden muss«, sagte der Arzt.

Martin erstarrte. Bedeutete das einen Tumor? Krebs also? Mit Anfang vierzig? War es jetzt schon vorbei? War das die Strafe für seine Untreue?

»Es kann auch sein«, sagte Lehmann, »dass eine Geschwulst im Gehirn gegen das sogenannte Brechzentrum drückt und dadurch dem Körper praktisch permanent Erbrechen signalisiert.« Der Arzt hielt inne. »Ist doch sehr interessant, dass Erbrechen im Gehirn entstehen kann, finden Sie nicht?«

Ein Tumor, dachte Martin. Bitte kein Tumor.

Etwas schelmisch fuhr der Arzt fort: »Bei einigen Menschen liegt das Brechzentrum zum Beispiel besonders nah an der Steuererklärung oder so. Oder vielleicht …« Er sah Martin an und breitete forsch die Arme aus. »Na ja. Aber das nehmen wir jetzt mal nicht an.«

»Nein«, sagte Martin, »nehmen wir nicht an.«

»Wäre in Ihrem Alter wirklich auch unwahrscheinlich. Mir ist jedenfalls noch kein solcher Fall vor die Nase gelaufen.«

Der Hausarzt veranlasste eine Schädel-MRT-Untersuchung in einer Klinik, und mit Ultraschall durchsuchte man seinen Magen nach einem Tumor. Das alles dauerte mehrere Wochen, in denen Martin krank zu Hause lag und sich auf kaum etwas anderes konzentrieren konnte. Ergebnisse brachte es nicht.

Sonja kümmerte sich noch immer um ihn, brachte ihm weiterhin Tee ans Bett, aber Scherze machte er nicht mehr. Ihr Tonfall klang manchmal eher gereizt als fürsorglich. Im Fernsehen kamen vormittags Serien, in denen ständig irgendwer mit irgendwem eine Affäre hatte. Wenn es nicht an der Lüge mit Vera lag, dachte er, dann konnte er genauso gut wieder mit ihr zusammen sein. Mehrere Male griff er zum Telefon, rief Vera dann aber doch nicht an. Er hatte keine Lust auf Vorwürfe oder Schwierigkeiten.

Er begann, sich an die Übelkeit zu gewöhnen, und glaubte, in ihrem plötzlichen, scheinbar willkürlichen Auftreten ein System zu erkennen. Er experimentierte mit dem Essen, verlangte von Sonja immer neue Formen der Zubereitung. Fisch nur lange durchgebraten, Rindfleisch nur ganz besonders mager und bei höchstens sechzig Grad im Ofen gegart. Gemüse lange geschmort, bis es zerfiel, oder vollständig roh. Möglichst wenig Kohlenhydrate. Auf keinen Fall Hülsenfrüchte, Reis nur zusammen mit Leinöl. Einiges hatte er in Zeitschriften gelesen, anderes war frei erfunden. Je weniger seine Übelkeit einer Logik zu folgen schien, desto stärker war sein Bedürfnis, eine solche zu finden. Sonja fügte sich widerwillig, aber kommentarlos seinen Launen. Er konnte ihr ansehen, dass sie nicht an die Wirkung glaubte. Einmal sagte sie: »Jetzt versuch es doch mal mit einem Heilpraktiker oder anderen alternativen Methoden«, aber das brachte ihn derart auf die Palme, dass sie nicht noch einmal davon anfing.

»Papa ist wieder schlecht« oder »Papa ist wieder übel«, rief seine Tochter mitleidig, wenn er auf die Toilette verschwand. Es klang bald schon fast wie ein Familienwitz.

Wenn die Übelkeit nachts kam, nahm er seinen Laptop mit

auf die Toilette und forschte im Internet auf eigene Faust nach den Ursachen.

Er fand Foren, in denen Bauchschmerzen als eine Frage der Religion oder der richtigen Einstellung dargestellt wurden. »Alles, was wir zu uns nehmen«, schrieb ein Benutzer mit dem Status Experte, »findet Eingang in unseren Organismus. Dazu zählen Luftpartikel, aber auch soziale Schwingungen, denen wir täglich ausgesetzt sind. Leute, entfernt euch von Menschen, die euch nicht guttun!! Euer Magen wird es euch danken.«

Einen ganzen Monat lang ernährte er sich fast ausschließlich von Obst, Gemüse und Kräutertee. Als die Übelkeit trotzdem kam, fasste er sie als Reaktion auf die Ernährungsumstellung auf. Im Internet stand: »Der Weg zur Gesundung kann manchmal Wochen dauern. Die Phase der Reinigung kann schmerzhaft sein und sich wie die Krankheit selbst anfühlen. Dann heißt es: weitermachen!«

Er hielt die umgestellte Ernährung noch einen weiteren Monat durch, dann aß er von einem Tag auf den anderen wieder alles. Pommes frites aus dem Backofen, Schnitzel in der Kantine, Hähnchen-Frikassee, Burger. Er schien die Ernährungsberater plötzlich zu hassen, nannte sie »Scharlatane«, »Lügner« und »Vollidioten«.

Er entwickelte eine Würgeroutine. Aß mittags in der Kantine weniger und schaffte es, wenn die Übelkeit kam, innerhalb von kaum zehn Minuten wieder zurück am Schreibtisch zu sein. Er hatte in seiner Aktentasche immer Sprüh-Deodorant und Mundwasser dabei. Seine Lieblingstoilette war meistens frei.

Einmal stand er im Supermarkt an der Kasse und wollte gerade bezahlen, als ihn die Übelkeit unvorbereitet überkam. Er spürte die Blicke der Leute auf sich, als er sich mangels Alternativen in seinen hellbraunen Recyclingbeutel aus Stoff übergab. Er legte der Kassiererin seinen Geldbeutel hin und rannte mit dem stinkenden, tropfenden Beutel nach draußen. Hielt die Hand darunter und warf ihn in den nächsten öffentlichen Mülleimer. Die Hand wischte er sich an der Hose ab, nahm voller Scham das Rückgeld entgegen und schüttelte nur den Kopf, als die Kassiererin fragte: »Alles in Ordnung? Brauchen Sie Hilfe?«

Er wollte nicht nach einer neuen Tüte fragen und schob deshalb den Einkaufswagen mitsamt den Einkäufen bis vor die Haustür. Der Wagen scheppterte auf dem Bürgersteig lauter als zehn Rollkoffer zusammen.

Lange ging er nicht mehr zum Hausarzt. Zu Sonja sagte er halb im Scherz, er sei Hiob. Es sei sein Schicksal, an Bauchschmerzen zu leiden. Sie ging nicht weiter darauf ein. Es schien ihm einfacher, mit dem Schmerz und der Übelkeit zu leben, als an die Möglichkeit einer Heilung zu glauben und dann wieder enttäuscht zu werden.

Im Winter nach der Trennung von Vera wurde es ganz besonders schlimm. Er beschloss, sich erneut krankschreiben zu lassen, und fand sich resigniert im Wartezimmer des Arztes ein.

Lehmann hatte keine neuen Ideen. »Das plagt Sie ja jetzt schon eine ganze Weile«, sagte er, als Martin schließlich an die Reihe kam.

»Über zehn Monate sind es jetzt ziemlich genau.«

Der Arzt zuckte mit den Schultern. »Dann scheint es eben doch chronisch zu sein«, sagte er.

»Chronisches Erbrechen? Gibt es das denn?«

»Sie glauben gar nicht, was es alles gibt.«

»Oh, Mann. Aber chronisches Erbrechen ist doch nicht selbst eine Krankheit, oder?«

»Nein, das nicht. Aber mehr kann ich Ihnen momentan

dazu nicht sagen. Ich stelle jedenfalls chronisches Erbrechen fest.«

Sie schwiegen. Lehmann tippte auf seinem Computer herum, trug etwas ein, obwohl es keine neue Diagnose gab.

»Aber irgendeinen Grund dafür muss es doch geben?«, fragte Martin. Er wusste selbst nicht mehr, wie oft er sich das schon gefragt hatte.

»Tja. Wie ich schon sagte. Ich kann Ihnen durchaus den Besuch einer Psychotherapie ans Herz legen. Das ist etwas ganz Normales. Dafür muss sich niemand schämen.«

Als er Sonja am Abend von dem Gespräch berichtete, sagte sie: »Er hat ja recht.«

»Womit recht?« Martin bereute es sofort, den Part mit der Psychotherapie nicht ausgelassen zu haben.

»Na, gib's doch endlich zu!«

»Was denn?«

»Du kannst deinen Job nicht leiden! Ich sehe doch, was der mit dir macht.«

»Ach ja? Und was macht der mit mir?«

»Er macht dich kaputt.«

Ihr Ton war so mitleidig, dass er plötzlich brüllte: »Sehe ich etwa kaputt aus?«

»Ja. Nein.«

»Und was soll ich eigentlich sonst machen? Ist ja nicht gerade so, dass hier ständig Jobangebote reinkommen, oder?«

Sie nickte.

»Wie wär's, wenn du ab jetzt Vollzeit arbeiten gehst? Und ich bin halbtags im Kindergarten? Wie wär das?«

»Martin …«

»So machen wir das jetzt! Da kannst du auch gleich beim Doktor vorbeigehen. Der hält mich nämlich auch für bekloppt. Da könnt ihr beiden euch ja zusammentun, du und der Lehmann. Vielleicht könnt ihr euch auch noch mal gegenseitig erklären, dass ich mich nicht schämen muss!«

»Martin ...«

»Hast du vielleicht jeden zweiten Tag diese Scheißbauchschmerzen? Glaubst du, ich bilde mir das nur ein?«

So stritten sie immer häufiger. Einmal rutschte ihm raus: »Ist doch kein Wunder. Wenn man sich täglich das anhören muss, was du erzählst. Da kann einem ja auch nur übel werden.«

Der Streit endete oft erst, wenn Martin zur Toilette rannte und besonders laut würgte, damit jeder in der Wohnung hören konnte, wie schlecht es ihm ging.

Martin wechselte den Hausarzt. Der neue war ein bisschen weiter weg und hieß Dr. Krahn. Er war viel jünger als Dr. Lehmann und wirkte dynamischer. Die Praxis war neuer eingerichtet, auch die Arzthelferinnen machten einen moderneren Eindruck. Martin spürte eine Welle der Hoffnung, als Dr. Krahn ihm kräftig die Hand schüttelte.

Dr. Krahn vermutete eine chronische intestinale Pseudoobstruktion.

»Dabei sind Nerven- oder Muskelzellen in der Darmwand kaputt«, erklärte er, »deshalb können sich bestimmte Darmabschnitte nicht richtig bewegen. Auch das kann Erbrechen auslösen.« Er verordnete die Einnahme von sogenannten Prokinetika und sprach von weiteren Maßnahmen, die man noch treffen könne.

Euphorisch verließ Martin die Praxis. Dass er einen Namen für seine Beschwerden hatte, etwas, durch das sie sich einordnen ließen, brachte ihm schon Erleichterung.

Er kam wie mit einer Trophäe zurück nach Hause. Er hatte eine seltene Krankheit. Das alles existierte also nicht nur in seiner Phantasie. Sonja schien trotzdem skeptisch.

Mehrfach erklärte er seiner Tochter das schwierige Wort: »Chro-nische in-testi-nale Pseudo-obstruk-tion.«

Sie sagte: »Seudo-Strukton.«

»Das ist es wahrscheinlich, was der Papa hat«, sagte er.

»Bist du bald nicht mehr schlecht?«, fragte Lisa.

»Bald vielleicht nicht mehr. Bald ist mir nicht mehr übel.«

Umso größer war seine Enttäuschung drei Tage später, als sich auch diese Vermutung als falsch herausstellte.

Den geplanten Osterurlaub auf Korsika sagten sie ab. Martin war es zu heikel. Er hatte keine Lust, viel Geld für ein Hotel zu bezahlen, von dem er dann doch nur die Toilette sah. Er wollte sich nicht im Flugzeug übergeben, schon gar nicht im Zug oder Auto. Außerdem befürchtete er, die regionale Kost dort könnte alles noch schlimmer machen.

Er wechselte abermals den Hausarzt, als auch Dr. Krahn andeutete, es könne sich um eine »psychosomatische Erkrankung« handeln.

Die beiden nächsten Hausärzte, Dr. Detmold und Dr. Habicht, konnten ihm ebenso wenig helfen. Auch in den Sommerferien wollte er nicht wegfahren. Sonja bekniete ihn, wenigstens für ein paar Tage Urlaub zu machen, es werde ihm guttun. Schließlich schlug er ihr trotzig vor, sie solle alleine fahren. In letzter Minute fuhr sie für eine Woche mit Lisa zu ihrer Mutter.

Er wurde zunehmend übellaunig. Bei seiner Arbeit tat er wenig mehr als Dienst nach Vorschrift, jeden Monat war er mindestens ein paar Tage krankgeschrieben.

Im Oktober war sein Geburtstag. Sonja brachte ihm Frühstück und einen kleinen Kuchen auf einem Tablett ans Bett, und er fragte laut: »Habe ich wirklich Lust, die nächsten dreißig Jahre mit solchen Bauchschmerzen zu leben? Ja? Wer hält das denn aus?«

»Ach komm, Martin«, sagte sie, ohne ihm in die Augen zu

sehen, »die Schmerzen sind doch nicht alles.« Sie sagte nicht, was es sonst noch gebe.

Die Kollegen stießen mit Sekt auf ihn an. Als er sein Glas erhob, rief plötzlich einer: »Martin, ist das wirklich dein erster?« Alle lachten, er fragte nicht nach.

Auf dem Weg zur Toilette raunte ihm ein Kollege zu: »Na, isses wieder so weit?« Frühverrentung kam ihm in den Sinn. Doch er wusste nicht, was er dann den ganzen Tag tun sollte. Und wahrscheinlich brauchte man dazu erst recht eine eindeutige Diagnose.

Letzte Hoffnung Marburg

Als er mir schließlich eine E-Mail schrieb, war sein erster Übelkeitsanfall mehr als zwei Jahre her.

Im Betreff stand: »Letzte Hoffnung«. Im Text beschrieb er seine Beschwerden und sämtliche Vermutungen der Hausärzte und Spezialisten. Er schloss mit: »Bitte helfen Sie mir! Es muss doch eine Erklärung für mein ständiges Erbrechen geben! Ich weiß wirklich keine andere Hilfe mehr!«

Da er in Schleswig-Holstein, also weit weg von Marburg wohnte, entschied ich, mir telefonisch einen ersten Eindruck zu verschaffen.

Übelkeit und Erbrechen können einem Arzt tatsächlich ziemliches Kopfzerbrechen bereiten, diese beiden Symptome sind also zwei Puzzleteile, die an viele Stellen einer Diagnose passen. Die Liste der möglichen Ursachen ist lang, und die Hausärzte hatten ganz recht: Psychische Probleme gehören durchaus dazu. Das Gleiche gilt für einen Tumor im Magen oder Gehirn. Bei der chronischen intestinalen Pseudoobstruktion handelt es sich bereits um eine seltene Erkrankung.

Martin hieß mit Nachnamen Kleistner. Ich rief ihn unter seiner dienstlichen Nummer an, er nahm sofort ab. Er schien erleichtert, dass ich mich meldete, klang aber auch ein bisschen resigniert.

»Sie können es ja mal versuchen«, sagte er, »aber viel Hoffnung habe ich eigentlich nicht.«

Er klang dermaßen deprimiert, dass ich selbst schon psychische Probleme bei ihm vermutete.

Ich befragte ihn möglichst detailliert nach seinen Lebensverhältnissen. Dabei ist es besonders wichtig, nichts auszulassen und sich auch nach Details zu erkundigen, die bis jetzt überhaupt nicht berücksichtigt wurden. Ich versuchte, mir zu vergegenwärtigen, wie sein Leben aussah und was darin als Ursache seiner Beschwerden in Frage kam.

»Ich lebe gerade in Trennung. Meine Frau hat es nicht mehr mit mir ausgehalten.«

»Oh«, sagte ich. Eine frische, schmerzhafte Trennung nach langjähriger Partnerschaft kann oft zeitweilige Übelkeit auslösen. Liebeskummer kann auf den Magen schlagen, das ist nicht nur eine Binsenweisheit, sondern medizinisch belegt.

Ich war drauf und dran, die Trennung als Ursache seiner Beschwerden zu deuten.

Er beeilte sich jedoch zu erklären: »Aber das hat mit der Krankheit nichts zu tun. Eher umgekehrt. Das Erbrechen war vorher.«

Auf meine Fragen hin schilderte er mir sein Lebensumfeld zum Zeitpunkt der Erkrankung. Arbeitete er in einer Umgebung mit Chemikalien? War er längere Zeit im nichteuropäischen Ausland gewesen? War er zu Hause Chemikalien ausgesetzt? Nahm er Medikamente? Hatte er Haustiere? Gab es in den letzten Jahren eine aufwendige Zahnbehandlung? Hatte er seine Ernährung umgestellt? War er gegen bestimmte Nahrungsmittel allergisch?

All diese Fragen beantwortete er mit einem klaren Nein. Leicht schien der Fall also nicht zu sein. Kein Wunder, schließlich hatten sich schon etliche Ärzte daran abgearbeitet.

Während er auf seine gescheiterte Ehe zu sprechen kam, dachte ich nach. Gerade bei den Lebensumständen eines Patienten kann man viel übersehen. Fragt man zu allgemein, fallen den Patienten oft die entscheidenden Kleinigkeiten nicht ein. Um detaillierter fragen zu können, muss man sich jedoch möglichst eingehend mit dem Leben des Patienten befassen. Und das erfordert vor allem etwas Simples, das jedoch im modernen Gesundheitswesen immer seltener zu haben ist: Zeit.

Zeit zum Nachdenken und zur ausführlichen Befragung eines Patienten sind leider nichts, was sich durch die Krankenkassen unter einer gesonderten Kennziffer abrechnen oder rechtfertigen lässt. Ich weiß nicht, ob die Krankenkassen Angst haben, die Ärzte könnten unter der Abrechnungsziffer »Nachdenken« oder »Befragung« das eigene Faulenzen oder Herumsitzen kaschieren oder auf einmal grundsätzlich langsamer arbeiten.

Dass »gründliches Nachdenken« nicht bezahlt wird, ist jedenfalls schade, denn durch eine frühe, aber ausführliche Befragung lässt sich oft ein Behandlungsaufwand vermeiden, der die Krankenkassen nachher sehr viel teurer zu stehen kommt.

Falsche Freunde

Ich bemühte mich also bei Herrn Kleistner, den Weg der Erkrankung noch mal möglichst genau nachzuzeichnen. Dabei hatte ich schon über zwanzig Minuten mit ihm telefoniert, mir also mehr Zeit für ihn genommen, als es den meisten Hausärzten möglich ist. Aber einen anderen Weg gab es nicht.

»Wann genau trat die Übelkeit zum ersten Mal auf? Können Sie sich daran noch erinnern?«, fragte ich.

»Ja, das weiß ich noch genau. Mir wurde mitten in der Nacht kotzübel. Ich stand auf und wollte meine Frau nicht wecken und bin sofort ins Bad. Ich weiß das noch so genau, weil das Bad gerade besetzt war, und ich bin dann gleich rein. Seitdem ging es mir immer mal wieder besser, aber es hat eigentlich nicht mehr aufgehört.«

»Ah«, sagte ich und stellte mir die Situation vor. »Gab es denn in den Tagen oder der Woche davor ein besonderes Vorkommnis? Haben Sie sich an ungewöhnlichen Orten bewegt, waren Sie im Ausland oder etwas dergleichen?«

»Nicht dass ich wüsste. Nein.«

Plötzlich dämmerte mir etwas: »Aber Sie sagten, das Bad war besetzt? Durch wen? Ihre älteste Tochter, habe ich gesehen, ist ja gerade mal vier.«

»Also, durch meine Frau, glaube ich.«

»Aber die wollten Sie doch nicht wecken? Wissen Sie, wenn wir uns hier um Sie kümmern sollen, dann müssen Sie schon ehrlich zu uns sein.« Ich hörte, wie er am anderen Ende seufzte.

»Also gut. Hören Sie, ich hatte zu der Zeit ein Verhältnis mit einer Studentin, die ganze Sache ist etwas kompliziert und auch ziemlich peinlich. Ihre Mitbewohnerin ist oft erst sehr spät ins Bett gegangen. Sie war noch mal auf der Toilette.«

»Herr Kleistner«, sagte ich, »ich will mich nicht in Ihr Privatleben einmischen. Das geht uns nichts an und interessiert mich auch nicht. Aber je mehr Informationen ich über Sie habe, desto eher kann ich eine sinnvolle Diagnose stellen.«

»Schon gut. Fragen Sie nur.«

»Sie haben dann also viel Zeit bei der Studentin verbracht?«

»Ja. Also nicht so viel wie bei meiner Familie.«

»Aber gab es in der Wohnung Chemikalien? Oder Haustiere?«

»Jaja. Marielle, die Mitbewohnerin, die war ganz besonders sozial und hatte einen Hund. Gandhi hieß der.«

»Was ist so sozial daran, einen Hund zu haben?«, bohrte ich nach.

»Na, den hatte sie wohl in Osteuropa aufgelesen. Sie hat mal gesagt, der Hund hätte psychische Probleme, hat ständig nur rumgewürgt und so, deshalb hat sie ihn Gandhi genannt, zur Beruhigung, wie sie sagte.«

Jetzt kamen wir der Sache vielleicht schon näher. Straßenhunde können oft Krankheiten übertragen, ganz egal wie niedlich sie einen angucken.

»War der Hund denn irgendwie auffällig?«, fragte ich.

»Na ja. An dem Hund kann es auch nicht liegen. Der hat sich zwar manchmal auf dem Teppich bei ihr übergeben, aber sie hatte ihn ja untersuchen und entwurmen lassen. Sonst hätte sie gar nicht einziehen können.«

Entwurmt, dachte ich, aber vielleicht nicht genug. Ich war mir plötzlich sicher, es könnte sich sehr wohl um eine Infektion mit sogenannten Lamblien handeln. Das sind Parasiten, die meist durch Katzen übertragen werden – aber eben auch durch Hunde. Die Keime lassen sich normalerweise sehr einfach in einer Stuhlprobe nachweisen.

Lamblien oder genauer: der Erreger Giardia lamblia ist ein Einzeller, der vor allem bei Hunden, Katzen, Chinchillas,

Amphibien, Reptilien und Vögeln vorkommt. Bei diesen Tieren oder auch durch verunreinigtes Wasser kann sich der Mensch anstecken.

Die Infektion äußert sich mit Übelkeit, Blähungen, Bauchschmerzen, Durchfällen und Gewichtsverlust. Manche Patienten haben allerdings überhaupt keine Beschwerden und brauchen dann auch keine Therapie. Diagnostiziert wird ein Lamblienbefall mittels einer Stuhlprobe. Falls man sich bei seinem Haustier angesteckt hat, dann sollte dieses natürlich mitbehandelt werden.

Therapeutisch kommen Antibiotika, meist Metronidazol, zum Einsatz. Lamblien gehören zu den häufigen Erregern von Darminfektionen, aber an die Möglichkeit einer Lamblieninfektion wird eben nur selten gedacht. Gerade die geliebten Haustiere schließen Patienten oft kategorisch als Ursache für ihre Übelkeit aus. Und im Fall von Herrn Kleistner hatte er in seiner Familie ja wirklich kein Haustier – doch darauf kam es jetzt gar nicht mehr an.

Ich riet Herrn Kleistner also, seinen Stuhl möglichst schnell untersuchen zu lassen.

Es dauerte wenige Wochen, dann rief er mich begeistert an. »Ihre Diagnose hat gestimmt! Gandhi war schuld! Kaum zu glauben! Zwei Jahre lang solche Schmerzen! Und dann hätte ich auch noch fast meinen Job hingeschmissen! Und alles nur wegen dem Hund! Ich habe eine Woche ein Antibiotikum genommen, und jetzt sind die Beschwerden wie weggeblasen.«

»Das freut mich zu hören«, erwiderte ich.

»Wenn ich das früher gewusst hätte, dann wäre meine Ehe wahrscheinlich noch in Ordnung.«

»Aber sagten Sie nicht, Sie hatten eine Affäre?«

»Ja, aber das ständige Erbrechen war viel schlimmer.«

»Es wäre vielleicht gut, wenn Sie die Halterin des Hundes über die Infektion informieren.«

»Ja, vielleicht mache ich das. Mal sehen. Aber erst mal vielen Dank! Sie haben mich am Telefon geheilt!«

Eine Diagnose am Telefon gelingt leider nur selten und sollte eigentlich auch nicht gemacht werden. Dafür sind Krankheiten einfach zu komplex, und man muss eigentlich den Betroffenen auch sehen und untersuchen können. Aber der Fall zeigt deutlich: Wenn man sich Zeit für den Patienten nimmt, kann man ihm und letztlich auch den Krankenkassen viel Ärger und Geld ersparen.

Herrn Kleistners Magen erholte sich recht rasch von dieser Infektion, ob sich seine Ehe von der Sache ebenfalls erholt hat, ist mir leider nicht bekannt.

Niere auf Wanderschaft

Ein guter Arzt zu sein bedeutet nicht nur, mit den entsprechenden Apparaten umgehen zu können. Der amerikanische Kardiologe Bernard Lown, der 1985 gemeinsam mit seinem russischen Kollegen Jewgenij Tschasow den Nobelpreis bekam, hat für jeden Arzt, der sich gleich nach der Begrüßung des Patienten auf die Blutabnahme oder den Röntgenschein stürzt, folgenden Rat:

»Wer eine Stunde Zeit mit seinem Patienten hat, der möge 45 Minuten mit der Anamnese verbringen, zehn Minuten mit der körperlichen Untersuchung, aber nur fünf Minuten mit der Apparatetechnik.«

Eine gewissenhafte Anamnese, also letztlich das gezielte Ausfragen des Patienten, stellt auch meiner Meinung nach das wichtigste Element bei der Diagnosefindung dar und sollte mindestens drei Viertel der eingesetzten Zeit in Anspruch nehmen. Denn auch die beste »Hightech-Maschinerie« kann nur dann sinnvoll zum Einsatz gebracht werden, wenn man durch die Anamnese weiß, wonach man überhaupt suchen soll. Eine Röntgenaufnahme der Lunge hat nur dann Sinn, wenn der Arzt vorher durch Befragung herausgefunden hat, dass die Beschwerden die Thoraxorgane betreffen könnten. Die Anamneseerhebung durch ein ausführliches Gespräch kann sehr viel Zeit in Anspruch nehmen, wenn man denn alles erfahren möchte, was eventuell wichtig sein könnte. Um die Gesprächszeit auf das Wesentliche konzentrieren zu können, nutzen wir zwischenzeitlich strukturierte Fragebogen oder besser gesagt ein ganzes Fragebuch – wodurch wir bei gewissenhaftem Ausfüllen aber auch keine wichtigen Informationen mehr verlieren. Hierdurch lässt sich dann in letzter Konsequenz die Diagnosearbeit wesentlich erleichtern.

Doch neben dem Gespräch ist eben auch die körperliche Untersuchung eines Patienten von enormer Wichtigkeit. Und ohne das entsprechende Fachwissen und Fingerspitzengefühl helfen die besten Apparate nicht weiter.

So war es bei Christina Mendes, einer zierlichen Polizistin. Während der Routineüberprüfung eines Pkw-Halters spürte sie plötzlich starke Schmerzen in der rechten Flanke, also unten seitlich am Bauch. Sie krümmte sich, und ihr Kollege Philipp dachte im ersten Augenblick, der stämmige Pkw-Halter, der neben ihr stand und dessen Papiere sie kontrollierte, habe ihr einen Faustschlag in den Magen versetzt.

Philipp tat einen Schritt nach vorne, wollte den Mann zurückdrängen, doch der Pkw-Halter hatte sich gar nicht vom Fleck bewegt und sich auch nichts zuschulden kommen lassen.

»Weiß auch nicht, was das ist«, sagte Christina.

Christina setzte sich auf den Beifahrersitz des Streifenwagens und kurbelte den Sitz ganz nach hinten. Sobald sie lag, war es besser. Der Pkw-Halter sah ein wenig besorgt durch die Fensterscheibe und winkte ihr zum Abschied.

»Ist alles in Ordnung?«, fragte er. Sie nickte. Im Liegen sah sie, wie sich der obere Teil seines Wagens langsam in Bewegung setzte.

»Es geht bestimmt gleich wieder«, sagte sie zu ihrem Kollegen.

»Dann mache ich einfach alleine weiter«, entgegnete er.

Den Rest der Schicht verfolgte sie aus der Horizontalen. Im Liegen fühlte sie sich angreifbarer als sonst. Obwohl die

Situationen alles andere als gefährlich waren – Philipp kontrollierte hauptsächlich routinemäßig Fahrzeugpapiere –, ging ihr Puls schneller, als sie es gewohnt war.

Philipp brachte sie nach Hause. Frau Mendes wohnte allein im vierten Stock eines Mehrfamilienhauses. Sobald sie aufstand und die Autotür öffnete, kam der Schmerz brennend zurück. Es war, als hätte jemand ihren Bauch stundenlang mit einem Hammer bearbeitet oder als sei sie mit einem Fluch belegt worden, der ihr das Aufstehen erschweren wollte. Zu Hause legte sie sich sofort aufs Bett und schaltete den Fernseher ein.

Gleich am nächsten Morgen ging sie zu ihrem Hausarzt Dr. Nabel, einem gedrungenen, dunkelhaarigen Mann mit Hornbrille, der sich ihren Bericht mit hochgezogenen Augenbrauen anhörte und dann sagte: »Soso. Das klingt ja interessant.«

Dr. Nabel schrieb sie bereitwillig krank, konnte den Grund für ihre Beschwerden jedoch nicht finden.

Er tastete ihren Bauch kurz ab und sagte: »Die Bauchschmerzen sind also plötzlich aufgetreten?«

Christina Mendes nickte. »Genau. Seit gestern. Und sie verschwinden, wenn ich mich hinlege.«

»Aber wenn Sie aufstehen, sind die Schmerzen gleich wieder da?«

»Ja.«

»Das ist ja sonderbar. Das würde ich gerne genauer untersuchen lassen«, erklärte Dr. Nabel. Er nahm ihr Blut ab und gab ihr eine Überweisung für eine Klinik mit, wo ihr Bauch mit Ultraschall untersucht werden konnte.

Die Blutwerte waren unauffällig, in der Klinik konnte man keine Ursache für die Schmerzen finden. Zwei Wochen später war Frau Mendes immer noch krankgeschrieben. Sie ließ sich von Freunden Essen vorbeibringen und lag die meiste Zeit auf dem Bett. Sie hatte Angst, ihre mühsam antrainierte, ausgezeichnete Form zu verlieren, fühlte sich jedoch zu deprimiert, um mit der Zeit etwas anderes anzufangen, als fernzusehen.

Beim nächsten Termin sagte Dr. Nabel wieder »Soso« und gab ihr eine Überweisung für eine Computertomographie mit. Auch die brachte kein Ergebnis.

Er tastete sie noch mal ab und befragte sie, wobei er besonders auf das Aufstehen und Liegenbleiben zu sprechen kam. »Das Aufstehen fällt Ihnen also besonders schwer?«, fragte er.

»Ja. Aber nur, weil dann die Schmerzen wieder da sind«, entgegnete sie.

»Soso. Kommt Ihnen manchmal der Tag wie eine Anstrengung vor, die Sie kaum bewältigen können?«

»Nein.«

»Gut. Also im Bett erscheint Ihnen die Welt weniger bedrohlich?«

»Nicht unbedingt.«

»Aber solange Sie liegen, ist, sagen wir mal, die Welt für Sie in Ordnung?«

»Ja.«

Dr. Nabel gab ihr eine Überweisung zu einem Psychologen.

Stigma Psycho

Damit war unter den Ärzten der Verdacht geboren. Man hatte Christina Mendes in die »Psycho-Ecke« gestellt. Für einen Patienten ist es oft schwierig, aus dieser Ecke wieder herauszukommen. Schließlich kann die Psyche als Erklärung für sehr viele Beschwerden herhalten – ob Schmerzen im Kopf, in der Brust, im Bauch oder im ganzen Körper, ob Müdigkeit oder depressive Verstimmung, all dies kann tatsächlich eine psychische Ursache haben. Und in der Tat ist es wichtig, dies nicht zu übersehen.

Der von Dr. Nabel unter der Hand empfohlene Psychotherapeut hieß Dr. Roth und stand kurz vor der Rente. Er hatte weißes Haar, einen weißen, fülligen Bart, und als sie ihn sah, dachte sie sofort an den Weihnachtsmann. Das führte dazu, dass sie von Anfang an Schwierigkeiten hatte, ihn ernst zu nehmen.

Im Laufe ihrer Gespräche lenkte er immer mehr auf die Frage ein, ob sie sich als Frau in dem männlich dominierten Polizeibetrieb nicht unterdrückt vorkomme.

Ihr fiel darauf keine abschließende Antwort ein, aber das feuerte seine Neugierde nur noch mehr an.

»Wenn Sie aufstehen wollen«, fragte er, »denken Sie dann immer gleich an die Arbeit?«

»Nicht unbedingt.« Christina Mendes überlegte. Sie sah auf die Wand hinter Dr. Roth. Dort hing eine Triangel mit einem angebundenen Klöppel. Sie verspürte den Drang, die Triangel von der Wand zu nehmen und sie zum Klingen zu bringen. »Na ja. Vielleicht schon«, fuhr sie fort, »ich denke viel an die Arbeit. Ist das nicht normal? Schließlich gefällt sie mir ja auch. Wieso sollte ich nicht daran denken?«

Mit dieser Antwort schien Dr. Roth nicht zufrieden zu sein. Sein Kinn zitterte eine Sekunde lang, als müsse er eine Fliege verscheuchen. »Treten die Schmerzen auch am Wochenende auf? In den Ferien?«

»Ja. Natürlich.«

»Haben Sie das Gefühl, Ihre Schmerzen sind der Beweis dafür, dass Sie besonders hart arbeiten?«

»Nicht dass ich wüsste. Ich arbeite auch so ziemlich hart.« Sie betrachtete seinen Bart, und ihr fiel auf, dass kein Mann in ihrer Familie jemals einen so langen Bart gehabt hatte.

»Könnte es vielleicht sein«, fuhr Dr. Roth fort, »dass Sie sich von den Schmerzen eine besondere Aufmerksamkeit versprechen? Werden Sie mit den Schmerzen wichtiger, auch im Kreis Ihrer Kollegen?«

»Nein.« Sie schüttelte energisch den Kopf. »Die Schmerzen sind da, verstehen Sie? Sobald ich aufstehe. Das hat mit der Polizei überhaupt nichts zu tun.«

Dr. Roth sah auf seinen Notizblock. Sie konnte nicht erkennen, ob sich in seinem Gesicht Zustimmung ausdrückte oder Ablehnung.

Das Problem mit den zunächst unklaren, »psychischen« Erkrankungen ist: Viele dieser Beschwerden können auch durch Krankheiten an Organen, in Geweben oder Zellen verursacht sein. So kann hinter einem vermeintlich »psychischen« Ganzkörperschmerz eine entzündliche rheumatische Krankheit stecken, hinter chronischen Kopfschmerzen ein Hirntumor und hinter Müdigkeit und Depression eine Schilddrüsenunterfunktion.

Tatsächlich sind die körperlichen Ursachen hinter den »psychischen« oft nicht leicht zu diagnostizieren, und von einem Psychologen oder Psychotherapeuten kann man dies sicherlich genauso wenig erwarten wie von einem Arzt eine Psychotherapie.

Schon seit langem wünsche ich mir deshalb eine standardisierte Anleitung, wie Ärzte vorgehen sollten, bevor sie eine schwerwiegende psychische Diagnose stellen. Darin wäre genau beschrieben, welche Untersuchungen der Arzt bei depressiven Verstimmungen, Müdigkeit oder anderen psychischen Beschwerden durchführen sollte, um Krankheiten an Organen, Geweben oder Zellen auszuschließen. Ist das Ergebnis dieser Untersuchungen unauffällig, kann der Arzt guten Gewissens die Diagnose Depression stellen – eine Schilddrüsenunterfunktion, ein Morbus Addison, ein Schlafapnoe-Syndrom und andere internistische Ursachen sollten jedoch vorher ausgeschlossen werden.

Andersherum ist es natürlich auch falsch, wenn Ärzte immer nur nach einer körperlichen Ursache suchen und psychische Erkrankungen ignorieren. Daher spielt in unserem Diagnostik-Team die überaus erfahrene Kollegin von unserer psychosomatischen Klinik eine ganz besondere Rolle.

Wenn ich das Gefühl habe, ein Patient könnte unter einer psychosomatischen Erkrankung leiden, dann ist Fingerspitzengefühl gefragt. Denn viele dieser Patienten sind erst einmal fest davon überzeugt, gerade keine psychische Erkrankung zu haben, sondern eben nur ein erkranktes Organ. Wer will sich schon gerne mit seinen psychischen Problemen auseinandersetzen, zumal wenn die Beschwerden einen direkten Organbezug haben?

Dass psychische Belastungen körperliche Beschwerden auslösen können, ist schließlich alles andere als Hokuspokus; wahrscheinlich hat fast jeder dies schon einmal in der einen oder anderen Form erlebt: Schmerzen oder Druck in der Brust vor einer Prüfung, bei Liebeskummer oder durch Arbeitsstress.

Aber manchmal äußern sich psychische Belastungen auch mit ganz »merkwürdigen« körperlichen Symptomen. Manche Menschen haben zum Beispiel das Gefühl, sie hätten ständig einen Kloß im Hals. Sie fühlen sich, als könnten ihnen jeden Moment die Tränen kommen, die Kehle ist wie zugeschnürt, als ob ihnen ein Bissen im Hals steckengeblieben sei. Die Betroffenen stellen sich dann voller Angst beim Arzt vor und sagen: »Hoffentlich ist es kein Krebs!« Was diese Patienten spüren, bezeichnet man medizinisch als »Globusgefühl«. Ein Fremdkörper scheint die Kehle zu verstopfen. Viele schlucken oder räuspern sich immerzu, um den Kloß zu vertreiben. Es könnte aber auch ein Zenker-Divertikel dahinterstecken: Dabei stülpt sich die Schleimhaut in der Kehle durch eine Muskellücke nach außen und drückt an anderer Stelle auf den Rachen. Bei einigen Patienten findet der Hals-Nasen-Ohren-Arzt aber trotz intensiver Suche keine Ursache für den Kloß im Hals.

In diesem Fall kann der Kloß auch eine psychische Ursache haben. Manche Patienten verbinden damit eine eklige Wahrnehmung aus der Kindheit, etwa wenn sie regelmäßig Lebertran schlucken mussten, andere haben, im übertragenen Sinn, lange Zeit einen Chef ertragen müssen, der sie drangsalierte, und ihren Ärger jahrelang nur heruntergeschluckt. Dann kann sich zwischen dem Kloß und dem Reiz, diesen wegzuhusten, ein wahrer Teufelskreis herausbilden: Je heftiger er weggehustet wird, desto stärker wird das Gefühl, einen Kloß im Hals zu haben. Mitunter kann dann eine Hypnose helfen, während der der Patient den Globus so genau wie möglich beschreibt und ihn an einer anderen Stelle im Körper »deponiert«. Manchmal genügt es aber schon, den Teufelskreis zu begreifen, um den Kloß zum Verschwinden zu bringen.

Christina Mendes ging über zwei Monate zu Herrn Roth in die Therapie. Während der ganzen Zeit war sie krankgeschrieben. Im Kollegenkreis begann man über sie zu sprechen. Philipp berichtete, wie sie sich plötzlich gekrümmt und ins Auto gelegt hatte.

Bei Dr. Roth lag sie auf der Couch, somit verspürte sie keine Schmerzen, solange sie bei ihm in der Praxis war. Doch der Heimweg wurde mehr und mehr zu einer Tortur. Sie wollte nicht jedes Mal ein Taxi bezahlen und bat deshalb ihren Kollegen Philipp, sie bei Dr. Roth abzuholen.

Er las das silberne Schild neben der Eingangstür und half

ihr die Treppen herunter, was nicht unbedingt nötig war. Den Beifahrersitz hatte er bereits ganz heruntergekurbelt.

»Du gehst zum Psychologen?«, fragte Philipp unschuldig.

Sie fühlte sich zu schwach, um ihm etwas vorzuspielen. »Ja«, sagte sie, »aber ich glaube ehrlich gesagt nicht daran, dass es etwas hilft.«

Philipp sagte nur »Aha« und dann übertrieben scherzhaft: »Also bist du jetzt krank im Kopf, oder was?«

Sie lachte bemüht, obwohl ihr gar nicht danach zumute war.

Sie hatte noch nie so viel Zeit am Stück zu Hause verbracht. Bald kannte sie das Vormittagsprogramm der meisten Kanäle auswendig. Die Arbeit war sehr weit weg. Philipp besuchte sie ab und zu. Er berichtete ihr von seiner Beförderung, als schäme er sich dafür.

»Und, reden sie schon über mich?«, fragte sie.

Philipp schüttelte den Kopf. »Wieso das?«

»Hast du ihnen erzählt, dass ich zu einem Psychologen gehe? Ich weiß doch, wie sich da jeder gleich das Maul zerreißt.«

»Also, ehrlich gesagt ...« Er lief rot an. Ein besonders guter Lügner war er nicht, das wusste er selbst und versuchte es deshalb erst gar nicht. »Es ist doch nichts dabei.«

»Na schön.« Sie griff nach der Fernbedienung und schaltete einen Sportkanal an, den sie in letzter Zeit bevorzugte. Auf dem Bildschirm war Skispringen zu sehen. Ein junger in Lila und Weiß gekleideter Mann flog gerade durch die Luft, landete mit einem leichten Zittern und schüttelte voller Enttäuschung den Kopf, als er schließlich zum Stehen kam. Schweigend sahen sie zu, wie der nächste Springer die Rampe herunterglitt.

»Okay«, sagte Philipp, »sie reden über dich. Warum denn auch nicht? Keiner versteht, was du eigentlich hast.«

»Ich versteh das ja selbst nicht.«

»Aber wieso gehst du wegen Bauchschmerzen zum Psychologen? Das ist es ja, was keiner versteht. Der Psychologe kann die Schmerzen doch nicht mit dir wegdiskutieren.«

»Vielleicht ja schon.« Sie biss sich auf die Lippen.

Philipp begann zu lachen. »Ehrlich, Ina«, sagte er, »glaubst du das wirklich?«

Christina Mendes war plötzlich wütend. Auch als Philipp schon gegangen war, starrte sie noch lange grimmig auf die Skispringer.

»Aufmerksamkeit«, sagte Dr. Roth, »der Schmerz bringt Ihnen Aufmerksamkeit, habe ich recht?«

»Nein«, erwiderte Frau Mendes, »ganz und gar nicht.« Ihre Wut richtete sich inzwischen auch auf Dr. Roth. Als Streifenpolizistin hatte sie sich doch auch nie von älteren Männern einschüchtern lassen.

»Sie kompensieren mit dem Schmerz die Ausgrenzung, die Sie in Ihrer Kindheit erfahren haben. Und Sie haben sich unbewusst ein Arbeitsumfeld gesucht, das diese Ausgrenzung aus Ihrer Kindheit reproduziert.«

Sie zuckte mit den Schultern, als könne dies genauso gut wahr und gleichzeitig falsch sein. Auf jeden Fall war es ihr egal.

»Die Schmerzen nützen Ihnen also«, schloss Dr. Roth. Er betrachtete sie jetzt aufmerksam.

Christina Mendes richtete sich von der Couch auf, obwohl ihr diese Bewegung höllische Schmerzen bereitete.

»Nein, ganz und gar nicht«, sagte sie in dem etwas störrischen, festen Ton, den sie im Dienst immer dann anwandte, wenn ihr ein Mann weismachen wollte, die ganze Zeit angeschnallt gewesen zu sein, obwohl sie genau gesehen hatte, wie er gerade noch hektisch den Gurt heruntergezogen hatte. Sie stand auf und stellte sich vor Dr. Roth, der sie von unten ansah. »Wissen Sie, warum ich jetzt ausgegrenzt werde?«

Dr. Roth schürzte die Lippen.

»Weil ich zu Ihnen gehe! Weil ich in Psychotherapie bin! Das muss man sich mal vorstellen! Das hier hat keinen Zweck! Überhaupt keinen!« Im Vorbeigehen zischte sie ihm noch »Weihnachtsmann!« zu, dann öffnete sie betont vorsichtig und leise die Tür und bat die Frau an der Rezeption, ihr ein Taxi zu bestellen.

Sie beschloss, sich auf eigene Faust auf die Suche nach der Ursache ihrer Schmerzen zu begeben. Schlimmer konnte es sowieso nicht mehr werden, und sie hatte schon schwierigere Aufgaben gemeistert, als den richtigen Arzt zu finden.

Niere auf Wanderschaft

Es war die Wut auf den Weihnachtsmann, die Christina Mendes bei der Ärztesuche Energie gab. Sie klapperte zwei Ärzte in ihrer unmittelbaren Nähe ab, die ihr jedoch auch nicht helfen konnten.

Schließlich gab ihr eine völlig fremde Frau auf der Straße, die Frau Mendes dabei beobachtet hatte, wie sie sich den Bauch vor Schmerzen hielt, die Adresse einer Ärztin, die sie empfehlen könne. Diese Ärztin war meine Frau Isabel.

Sie arbeitet als Gastroenterologin in Marburg, und ich halte sie – ohne Übertreibung natürlich – für die »Königin« des Ultraschalls. Sie hat von den besten Ultraschallern die Geheimnisse dieser schwarzweißen Magie lernen können, in die in den letzten Jahren durch die enormen Entwicklungen der Ultraschallgeräte immer mehr Farbe und eine immer bessere Bildauflösung kam.

Frau Mendes berichtete ihr von dem Verdacht, sie leide unter einer Depression. Doch einen depressiven Eindruck machte sie auf meine Frau nicht.

Isabel dachte zunächst an einen Leistenbruch. Dabei wölbt sich ein Teil des Bauchfells durch eine Schwachstelle in der Bauchwand sackartig in die Leiste vor, und es kann zu Einklemmungen kommen. In diese Ausstülpung können Darmschlingen, Bauchfett oder auch ein Eierstock gelangen. Die Darmschlinge kann dann eingeklemmt werden, und dies verursacht höllische Schmerzen. Doch ein Leistenbruch hätte nicht so lange unentdeckt bleiben können, er muss umgehend operiert werden.

Sie tastete Christina Mendes sorgfältig ab und nahm sich Zeit, sie noch einmal gründlich per Ultraschall zu untersuchen. Einen Leistenbruch konnte sie definitiv ausschließen. Insoweit kam sie zu keinem anderen Ergebnis als auch die Kollegen vor ihr.

Doch dann tat sie etwas, was die Kollegen versäumt hatten. Sie sagte: »Stehen Sie bitte auf. Ich würde Ihre Nierenregion gerne noch einmal im Stehen untersuchen.«

Frau Mendes stand auf, Isabel hielt ihr das Gerät an die Flanke und sah es sofort ganz deutlich: Die Niere von Frau Mendes rutschte plötzlich bis ins kleine Becken hinab.

Eine solche Zugbewegung zieht natürlich ordentlich an den Blutgefäßen, welche die Niere versorgen. Harnleiter und Gefäße werden so abgeknickt, dass die Nieren nicht mehr gut durchblutet werden können, und dies verursacht die quälenden Schmerzen.

Frau Mendes litt also an einer sogenannten Wanderniere. So bezeichnet man eine Niere, die sich bei Lagewechsel, also vom Liegen zum Stehen, um mindestens fünf Zentimeter nach unten senkt. Die Wanderniere ist wie ein Verdächtiger, der immer dann, wenn man nach ihm sucht und ihn befragen will, plötzlich verschwunden ist – denn die Ultraschalluntersuchungen werden meist so durchgeführt, dass der Patient dabei liegt, und im Liegen scheint immer alles in Ordnung zu sein.

Der medizinische Fachbegriff für dieses Phänomen lautet »Nephroptose«. Wandernieren finden sich vor allem bei schlanken Menschen, wobei Frauen rund zehnmal häufiger betroffen sind als Männer. Normalerweise verursacht eine Wanderniere keine Beschwerden. Die Symptome können jedoch plötzlich auftreten, meist im Alter zwischen 18 und 45 Jahren. Oft kommen zu den Schmerzen Übelkeit und Erbrechen, Herzjagen und je nachdem sogar blutgefärbter Urin dazu.

In manchen Fällen kann es gelingen, die Beschwerden durch Training der Bauchmuskulatur zu beheben, sonst muss die Niere mit einer sogenannten Nephropexie chirurgisch fixiert werden.

Frau Mendes war überglücklich und wurde in unsere urologische Klinik verwiesen, wo sie kurze Zeit später erfolgreich operiert wurde. Unser Urologe fixierte die Niere so, dass eine weitere »Wanderschaft« ausgeschlossen war.

Nach der Operation war Frau Mendes beschwerdefrei. Doch der Verdacht, sie sei psychisch krank, verfolgte sie unter den Polizisten noch lange, obwohl sie gleich am ersten Tag eine interne Rundmail mit dem Betreff »Wanderniere, von wegen psychisch krank« verfasste.

Christina Mendes dachte noch lange an die falsche Depression – spätestens dann, wenn es wieder kälter wurde und überall in der Stadt der Weihnachtsmann durch die Gegend lief.

Die Macht der Medien

Fernsehen kann Leben retten. Leider wird dies in Deutschland nicht systematisch und konsequent genutzt. Mit Sendungen wie »Abenteuer Diagnose«, »Hauptsache Gesund« oder »service: gesundheit« existieren zwar einige hervorragende Gesundheitsmagazine, doch zu einer breiten gesundheitlichen Aufklärung der Bevölkerung trägt das Fernsehen oft nur sehr wenig bei. Zur besten Sendezeit bei ARD und ZDF ist es damit oft nicht weit her.

Ich weiß zwar, dass es manche meiner Kollegen nervt, wenn die Patienten immer schon vor der Diagnose wissen, was sie eigentlich haben, und die Behandlung ständig mit »Das kenne ich schon aus dem Fernsehen« kommentieren« – doch hinter solchen Äußerungen steckt meiner Meinung nach ein enormes Potenzial.

Man muss sich nur mal vor Augen führen: Studien zufolge verbringen wir bis zu 20 Prozent unserer Lebenszeit vor dem Fernseher, drücken aber nur fünf Prozent dieser Zeit die Schulbank. Dies veranschaulicht die enormen Möglichkeiten, die wir prinzipiell bei der Nutzung des Fernsehens für gesundheitliche Aufklärung hätten. Dabei muss Information nicht auf das Format der Magazine beschränkt bleiben. Auch durch erzählte Geschichten, zum Beispiel in Fernsehserien, können lebenswichtige Informationen transportiert werden. Auch dieses kleine Buch unternimmt den Versuch, den geneigten Leser auf unterhaltsame Art an wichtige medizinische Informationen heranzuführen, die unter Umständen auch einmal Menschen helfen können.

Michael Lessing stand mit 54 Jahren mitten im Leben. Er kam im Beruf voran – er war gerade Oberstudienrat geworden und in der Schule beliebt –, bewegte sich regelmäßig, hatte das Rauchen aufgegeben und fühlte sich für sein Alter außerordentlich gesund. Seine Haare waren bereits größtenteils ergraut, doch immer noch voll.

Auf der Hochzeitsfeier seiner einzigen Tochter Nadine tanzte er ausgelassen und bekam von allen Seiten Komplimente für sein jugendliches Aussehen. Er grinste in die Kamera des Hochzeitsfotografen, umarmte seine Tochter und seinen frischgebackenen Schwiegersohn und erzählte bei jeder Gelegenheit, wie sehr er sich auf ein Enkelkind freue. »Ich will euch aber natürlich nicht drängen. Es kommt, wenn es kommt«, sagte er. Eine Jazzband spielte langsame Stücke, im Garten waren die Tische gedeckt, und die Sonne schien ihm auf das gebräunte Gesicht. Mit seiner 25-jährigen überaus attraktiven Tochter stieß er »auf das nächste Vierteljahrhundert« an. Die Gläser klirrten, der Sekt prickelte ihm auf der Zunge. Er tanzte bis zum Morgengrauen.

Blind, taub und herzschwach – warum nur

Doch kaum ein Jahr später war Lessing fast blind, taub und schwer herzkrank. Der Gedanke an ein Enkelkind, das er nicht mehr erleben würde, schmerzte ihn. Er war ständig krankgeschrieben und zog sich immer mehr zurück.

Sechs Monate nach den Flitterwochen besuchte ihn seine Tochter und konnte den Schrecken auf ihrem Gesicht kaum verbergen. Er schien um zehn Jahre gealtert und verstand sie nicht, wenn sie leise sprach.

»Papa«, sagte sie und brachte den Satz nicht zu Ende.

»Ich weiß nicht, was mit mir los ist, mein Engelchen«, antwortete er und blinzelte.

Sein Herz pumpte nicht mehr genügend Blut in den Kreislauf, nur noch 20 Prozent der Menge, die es eigentlich pumpen sollte. Lessing konsultierte drei Fachärzte. Sie alle warnten ihn, sein Herz könne bald aufhören zu schlagen, benutzten jedoch jeweils unterschiedliche Ausdrücke für diesen Umstand. Der erste sagte: »Ihr Herz könnte bald schlappmachen«, der zweite: »Ihr Herz macht das nicht mehr lange mit«, der dritte hatte eine blecherne Stimme und sagte trocken: »Eine Herzschwäche dieser Art kann zum Äußersten führen. Auch zum Exitus.«

Lessing verstand die Worte, die sie benutzten, konnte jedoch kaum glauben, dass sie von seinem möglichen Tod sprachen.

Er fragte bei jedem Facharzt nach: »Heißt das etwa, dass ich bald sterben werde?« Keiner der Fachärzte beantwortete diese Frage mit einem eindeutigen »Ja, genau das heißt es«, doch der dritte sagte: »Das lässt sich jedenfalls nicht mehr ausschließen. Ich empfehle Ihnen, sich für diesen Fall vorzubereiten.« Eine Ursache für seinen so plötzlich verschlechterten Zustand konnten die drei Fachärzte jedoch nicht finden.

Lessing setzte sich in ein McDonald's-Restaurant, das sich genau gegenüber der Praxis des dritten Facharztes befand. Er bestellte sich einen großen Kaffee und einen McFlurry mit Smarties und setzte sich auf einen Viererplatz ans Fenster. Er schlürfte seinen Kaffee, und sein Kopf war leer. Draußen gingen die Leute entlang, als wäre nichts gewesen. Das Eis schmeckte zu süß, und von dem Topping hatten sie ihm zu wenig hineingerührt. Die Sonne schien durch das Fenster, der Kaffeebecher warf einen langen Schatten auf den Tisch.

Lessing bewegte den Kaffeebecher hin und her und beobachtete, wie sich der Schatten mitbewegte. Er war nicht abzu-
schütteln. Am Nachbartisch stand eine Familie auf und ließ
die Tabletts mitsamt den Papierboxen, Resten von Pommes
und zerknülltem Papier auf dem Tisch liegen. Lessing bewegte kaum merklich den Kopf und wunderte sich, dass er die
Missbilligung über so ein Verhalten noch genauso stark spürte wie vor der Diagnose.

Er verbrachte vier Wochen stationär in einer Klinik. Dort
stand er auf dem Balkon seines Zimmers, sah verschwommen
den Parkplatz und versuchte sich an den Gedanken zu gewöhnen, dass er bald sterben musste. Wie viel Zeit blieb ihm
noch? Ein halbes Jahr?

Zwischen den Autos ganz vorne stand eine knallrote Vespa, die er gerade noch vage erkennen konnte. Ihm fiel ein,
dass er vor vielen Jahren den Traum gehabt hatte, mit einer
Vespa nach Rom zu fahren. Den Wind im Gesicht und mit
nur ein bisschen Gepäck. Er hatte es nicht geschafft. Jetzt war
er dafür bereits zu schwach. Er hatte Schmerzen in der Brust
und Wasser in den Beinen. Er schrieb sich einzelne Gedanken
in ein schwarzes Notizbuch. Dinge, die er seiner Tochter
noch sagen wollte, bevor er starb. Doch jedes Mal, wenn er
den Stift in die Hand nahm, überkamen ihn Müdigkeit und
Frustration.

Der Kardiologe der Klinik sagte: »Wenn sich Ihr Zustand
nicht bessert, könnten wir Sie auf die Warteliste für eine
Herztransplantation setzen.«

»Wie lange dauert es denn, bis man einen Spender findet?«

»Manchmal geht es ganz schnell. In der Regel müssen Sie
einige Zeit darauf warten.«

Der Kardiologe blinzelte ihm zu: »Wir können die Herzen
ja nicht einfach irgendwem rausschneiden, oder?«

Lessing nickte nur, lächelte aber nicht. Er konnte sich kaum vorstellen, von einem anderen Menschen ein Herz eingesetzt zu bekommen. Wie war dieser andere Mensch gestorben? Was für ein Mensch würde das sein? Würde er es erfahren? Sollte er jetzt auf möglichst viele Autounfälle hoffen, damit ein Herz für ihn frei würde?

Der Kardiologe hatte vielleicht eine Vorliebe für unangebrachte Witze, war jedoch engagiert. Da die Symptome und Beschwerden von Herrn Lessing zwar deutlich waren, die Ursache jedoch nicht klar, riet er ihm, vorher noch mal bei uns vorbeizuschauen, um vielleicht doch eine Ursache zu finden.

Als ich mir seine Akten ansah, kamen mir einige Dinge gleich merkwürdig vor. Besonders alt war Michael Lessing noch nicht. Außer künstlichen Hüftprothesen hat er keine bemerkenswerten Vorerkrankungen oder Operationen. Und innerhalb von nur einem Jahr war er fast blind und nahezu taub geworden? Von so einem Fall hatte ich bislang noch nicht gehört. Es war mehr als ungewöhnlich.

Aus den Unterlagen erfuhr ich, dass seine Schilddrüse irgendwann nicht mehr genügend Hormone produziert hatte. Zudem hatte er immer wieder erhöhte Temperaturen, die sich niemand erklären konnte. Die Lymphknoten in seiner Leiste waren geschwollen, und er klagte über regelmäßige Schmerzen in der linken Hüfte, genau dort, wo die Hüftprothese eingesetzt worden war.

Allerdings war an der Hüftprothese nach Aussage des Orthopäden nichts falsch. Im Gegenteil: Vor anderthalb Jahren war seine alte Keramikprothese bei einem Sturz gebrochen und umgehend gegen eine nagelneue aus Metall eingetauscht worden. Bei einem weiteren Sturz würde diese Metallprothese nicht so schnell kaputtgehen, meinte sein Orthopäde.

Ich war zunächst ratlos.

Lessing hatte seiner Tochter nur von allgemeinen Herzproblemen berichtet, von denen er sich bald erholen werde. Seine zunehmende Taub- und Blindheit versuchte er, so gut es ging, zu verbergen. Wie schlimm es wirklich um ihn stand und dass er sich innerlich schon auf den Tod vorbereitete, das behielt er für sich.

Er schrieb ein paar Dinge in das Notizbuch, die ihm belanglos vorkamen: Wann er zum ersten Mal Pfannkuchen gegessen hatte – es war bei seiner damaligen Nachbarin im Alter von fünf gewesen. Dass Nadine nie aufgeben solle. Vieles strich er sofort wieder durch.

Mehrere Besuchsankündigungen seiner Tochter und seines Schwiegersohns schob er mit fadenscheinigen Begründungen auf.

»Ich bin bald wieder auf dem Damm«, sagte er mehrfach, »es geht mir bald wieder viel besser.«

Doch an Weihnachten fielen ihm keine Entschuldigungen mehr ein.

Lessings Frau Elisabeth bereitete, wie jedes Jahr, Gänsebraten, Rotkohl und Klößchen zu, und Lessing suchte nach dem geeigneten Augenblick.

Während des Essens war er zu sehr darauf konzentriert, die einzelnen Bissen in seinen Mund zu befördern, ohnehin hatte er kaum Appetit. Er war nicht mal in der Lage gewesen, ein einziges Geschenk zu besorgen, und saß die meiste Zeit nur stumm auf seinem Stuhl.

»Vor kaum einem Jahr hast du noch so ausgelassen getanzt«, sagte Nadine, um ihn aufzuheitern, verstummte dann aber.

Aus Nadines eben noch heiterem Vater war ein Todgeweihter geworden, dem niemand zu helfen wusste. Eine dunkle Ahnung schwebte über der sonst so ausgelassenen Familie, und keiner wollte sie zur Sprache bringen.

Erst als sich Nadine und ihr Mann zum Gehen wandten und schon ihre Jacken angezogen hatten, brachte Lessing heraus: »Ich sterbe.« Er konnte seiner Tochter nicht in die Augen sehen. »Übrigens«, fügte er hinzu. Sie umarmte ihn nur und blieb lange im Flur mit ihm stehen.

Unglaublich, aber wahr

Auf dem Gang sprach ich mit Lessings Tochter Nadine, einer dynamischen, sehr attraktiven jungen Frau, die sich große Sorgen um ihren Vater machte und von ihm liebevoll Engelchen genannt wurde.

»Wir haben erst vor kurzem erfahren, wie schlimm es um ihn steht«, sagte sie.

»Wann genau haben diese Beschwerden denn eigentlich begonnen?«, fragte ich.

»Ungefähr vor anderthalb Jahren. Nur wenige Monate nach seiner Hüftoperation.«

Ich nickte und musste plötzlich an das Fernsehen denken. Nicht weil mir der Fall zu langweilig war oder weil ich mich innerlich ablenken oder unterhalten wollte. Im Gegenteil. Ich dachte an das Fernsehen, und mir fiel ein, wie der Fall vielleicht gelöst werden konnte.

Als ein innovatives Lehrkonzept hatte ich vor mehr als sechs Jahren mein erstes »Dr. House«-Seminar ins Leben gerufen. Die Idee war, die Studenten mit der überaus beliebten Fernsehserie »Dr. House« in den Hörsaal zu locken, um dann im Rahmen dieses Seminars die ungewöhnlichen Fälle von Dr. House zu bearbeiten. Das Tolle bei der TV-Serie »Dr. House« ist nämlich, dass einige der scheinbar völlig verrückten Fälle durchaus aus dem wahren Leben stammen. Die

Drehbuchautoren haben dafür tatsächlich existierende Fallbeschreibungen aus medizinischen Textbüchern entliehen und drum herum – wie in diesem kleinen Buch – eine spannende Geschichte geschrieben. Kurzum, die TV-Fälle des Dr. House kann man sehr gut für die studentische Lehre in der Medizin nutzen. Dabei spiele ich immer wieder kurze, aber medizinisch inhaltsschwere Clips der jeweiligen Episode ein. Dann wird mit den Studenten diskutiert, was wir an dieser Stelle machen würden, und dann geht es mit dem nächsten Clip weiter, bis die Diagnose steht.

Völlig überraschend für mich hatte eine Journalistin vom *Focus* von der Sache Wind bekommen, und plötzlich war ich der »deutsche Dr. House«. Der Vergleich mit Dr. House war Ansporn, wegen der vielen Anfragen von Hilfesuchenden aber auch Überforderung. Da war es überaus hilfreich, dass unsere Marburger Geschäftsführung sich zur Gründung eines kleinen, aber feinen Zentrums für unerkannte und seltene Erkrankungen (ZusE) entschloss. Dort versuchen wir im Team die schwierigsten Fälle zu lösen – was uns zwar nicht immer gelingt, aber oftmals durchaus, und das ändert bei den Betroffenen sehr viel.

Während ich der Tochter von Herrn Lessing gegenüberstand, dachte ich an eine Folge aus der siebten Staffel, die wir in dem Seminar vor wenigen Monaten ausführlich behandelt hatten. Mein Fernseh-Kollege hatte da nämlich einen ganz ähnlichen Fall.

»Die Beschwerden haben also kurz nach der Hüft-OP begonnen, nachdem die neue Metallprothese eingesetzt wurde?«, fragte ich ein wenig aufgeregt.

»Ja«, überlegte sie, »so etwa vier bis sechs Monate danach.«

Es passte alles zusammen. Ich ließ Nadine im Gang stehen und lief zurück zu Herrn Lessing ins Zimmer. Dort teilte ich ihm meine Verdachtsdiagnose mit: eine schwere Kobaltvergiftung durch eine defekte Metall-Hüftkopfprothese. Herr Lessing sah mich erstaunt an.

»Aber ich dachte«, sagte er, »es geht um mein Herz? Was ist mit der Herztransplantation? Soll die trotzdem stattfinden?«

»Nein«, sagte ich, »wenn das stimmt, dann brauchen Sie kein neues Herz, sondern nur eine neue Prothese.«

Lessing schüttelte den Kopf. »Verstehe ich nicht.«

»Ich erkläre es Ihnen, sobald wir Genaueres wissen«, sagte ich, »und vielleicht müssen Sie dann nicht mir danken, sondern Ihrer tollen Familie und einem amerikanischen Kollegen, den es gar nicht gibt.«

Herr Lessing lachte. »Sie machen Witze?«

»Ganz und gar nicht.«

Ich veranlasste umgehend eine Röntgenaufnahme der Hüfte sowie in einem Bremer Speziallabor eine Untersuchung von Blut und Urin, um den Gehalt von Chrom und Kobalt darin zu bestimmen. Tatsächlich: Die Werte waren extrem erhöht. Michael Lessing hatte eine schwere Metallvergiftung, genau wie der Patient aus dem Fall von Dr. House. Auf dem Röntgenbild war zudem deutlich eine Art Metallabrieb zu erkennen. Der gesamte Bereich um die Hüfte war röntgendicht, das heißt: Dort verhinderten kleine Metallpartikel, dass die Röntgenstrahlen überhaupt richtig durchkamen. Etwas war bei der Operation extrem schiefgelaufen.

Herr Lessing wurde sofort operiert. Die Metallprothese wurde entfernt und stattdessen wieder eine Prothese aus Keramik eingesetzt.

Was war geschehen? Nun – es ist nicht übertrieben, wenn ich sage, dass der fiktive Arzt Dr. House dem Patienten Lessing das Leben gerettet hat. Wir wären zwar auch ohne Dr. House auf die richtige Diagnose gekommen (tippen Sie doch einfach mal »blind, taub, herzschwach« in Google, dann kommen Sie unweigerlich auf Kobaltvergiftung), aber dank Dr. House hatten wir die Lösung wirklich innerhalb weniger Minuten.

Was viele nicht wissen: Keramik ist härter als Metall. Bei der Operation vor anderthalb Jahren war der zerstörte Keramikkopf der Prothese gegen einen aus Metall ausgetauscht worden. Der Operateur hatte dies gewiss nicht in böser Absicht gemacht und wollte seinem Patienten damit sicher nicht schaden. Da Lessing gestürzt und die Keramikprothese zerbrochen war, hatte er ihm wahrscheinlich einen Gefallen tun wollen, indem er ihm nun eine Prothese aus Metall einsetzte.

Dennoch war dies ein fataler und beinahe tödlicher Fehler. Denn durch den Bruch der Keramikprothese waren Tausende winzige Keramiksplitter entstanden, von denen einige wenige trotz intensivem Spülen im Gelenkbereich liegen blieben. Einzelne dieser kleinen Keramiksplitter gerieten dann in den Gelenkspalt des künstlichen Hüftgelenks, und das harte Keramik rieb den neuen Metallkopf mit jeder Bewegung ein winziges bisschen ab. So wurde der Metallkopf allmählich zerstört, auch wenn dies von außen nicht direkt sichtbar war oder Beschwerden an der Prothese erzeugte.

Doch die Keramiksplitter schliffen das Metall ab, das Metall geriet in die Blutbahn und schädigte dort Herrn Lessings Körper schwer.

Die Gesamtmenge des abgeriebenen Metalls betrug gut dreißig Gramm und reichte völlig aus, um Herrn Lessing blind, taub und herzschwach werden zu lassen. Die Magenschleimhaut entzündete sich, und so war auch das ständig auftretende Fieber bei ihm zu erklären.

Bei einer Metallose, das heißt bei einer Vergiftung durch Metalle, wird unterschieden zwischen einer akuten und einer chronischen Vergiftung. Gefährdet sind vor allem Arbeiter in metallverarbeitenden Betrieben. Andererseits werden diese durch den Betriebsarzt in aller Regel sehr gut überwacht. Bei einer akuten Vergiftung kommt es zu Übelkeit und Erbrechen sowie zu krampfartigen Bauchschmerzen. Wird Kobalt hingegen als Staub eingeatmet, dann kommt es zu Atembeschwerden mit Luftnot. Anders stellt es sich bei einer chronischen Kobaltvergiftung dar, die in neuester Zeit auch durch schadhafte Medizinimplantate wie eine defekte Hüftkopfprothese aus Metall auftreten kann. Dabei kommt es dann zu einer Hypothyreose (Unterfunktion der Schilddrüse), einer Kardiomyopathie (Herzschwäche durch Schädigung des Herzmuskels), Schädigungen der Lunge, Blutbildveränderungen (Polyzythämie) sowie zu einer Schädigung der Nerven (insbesondere der Seh- und Hörnerven, was zu Blindheit und Taubheit führen kann).

Eine chronische Kobaltvergiftung kann sehr vielschichtige Beschwerden wie Kopfschmerzen, Ohrensausen, Hörstörungen, Sehstörungen, Schwindel, Sensibilitätsstörungen, Atembeschwerden, Schmerzen in Armen und Beinen, Stimmungsschwankungen, Zyanose, Hepato-Splenomegalie, Hypertonie (Bluthochdruck), Blutungen im Magen-Darm-Trakt, Geschwüre im Magen oder im Zwölffingerdarm, Gefäßverschlüsse und Thrombosen verursachen. Bei diesem Strauß von Beschwerden ist es oft schwierig, auf die Diagnose einer Metallose zu kommen.

Eine Metall-Hüftkopfprothese darf in keinem Fall nach einer defekten Keramikprothese eingebaut werden – da sind Probleme programmiert, und die Hersteller warnen vor solch einer nicht zugelassenen Verwendung der Implantate. Dennoch passiert es leider immer wieder, und so betreuen alleine

wir in Marburg derzeit zehn Patienten mit erhöhten Kobalt-
spiegeln nach Hüft-OP, von denen vier Patienten blind, taub
und herzschwach wurden und einer gar im weiteren Verlauf
verstarb.

Dass Kobalt giftig sein kann, wurde übrigens erst in den
sechziger Jahren des vergangenen Jahrhunderts evident.
Schuld waren die zu jener Zeit erstmals in Gaststätten eingesetzten Geschirrspüler. Rückstände aus dem Spülmittel in
den Biergläsern führten dazu, dass der Bierschaum auf einem
frisch gezapften Bier in sich zusammenfiel. Deshalb entschie-
den sich die Brauer in Kanada und den USA – anstatt die
Gläser einfach besser nachzuspülen –, einen Bierschaumsta-
bilisator in Form eines Kobaltsalzes einzusetzen. Daraufhin
kamen in kurzer Zeit Dutzende junger Männer, die meisten
Brauereiarbeiter, durch eine schwere Herzmuskelerkran-
kung zu Tode.

Es dauerte eine ganze Weile, bis man dem Kobalt auf die
Schliche kam – die Kollegen von damals hatten eine ganz besondere Ermittlungsarbeit zu leisten, bis sie schließlich auf
die Spur von Kobalt als Schankzugabe des Bieres kamen. Wie
die Kollegen das seinerzeit herausgefunden haben, ist schon
bewundernswert und eigentlich spannend wie ein Krimi.

Michael Lessing konnte auf eine Herztransplantation verzichten, und mit der neuen Prothese ging es ihm bald schon
deutlich besser.

Lessing war fassungslos, dass niemand auf die Diagnose
einer Kobaltvergiftung gekommen war.

»Stellen Sie sich mal vor«, sagte er mir mehrmals, »man
hätte mir fast ein neues Herz eingesetzt! Und dann wäre das
auch bald wieder vergiftet worden!«

Als akademische Einrichtung sehen wir es selbstverständlich als unsere Pflicht, solch ungewöhnliche, häufig überse-

hene Fälle unseren Kollegen mitzuteilen. Dieser Beitrag wurde auch in der renommierten Fachzeitschrift The Lancet unter dem Titel »Cobalt intoxication diagnosed with the help of Dr. House« angenommen und fand – nicht allzu überraschend für uns – ein sehr großes Medieninteresse. Weltweit wurde über diesen ungewöhnlichen Fall berichtet, von der New York Times über die Washington Post bis hin zur Bild-Zeitung. In aller Bescheidenheit ist es uns damit gelungen, auf das Problem der chronischen Kobaltvergiftung weltweit aufmerksam zu machen. Dies wäre ohne die Bereitschaft von Herrn Lessing und seiner Familie, diesen Fall publik zu machen, niemals möglich gewesen. Letztendlich haben sie dadurch einer ganzen Reihe von Menschen das Leben gerettet, ebenso wie die Medien, die über die Gefahren einer Kobaltvergiftung so engagiert berichteten. Durch Lessings Engagement und nicht zuletzt auch durch die Medien, die über meine Dr.-House-Seminare und diesen ungewöhnlichen Fall ausführlich berichteten, konnte inzwischen mehreren ahnungslosen Betroffenen das Leben gerettet werden, und dies alles nur wegen der fiktiven Unterhaltungsserie »Dr. House«. Wer hätte so was jemals für möglich gehalten!

Wichtige Hinweise zum Schluss

Für all die Leser, die sich demnächst beim Arzt vorstellen, hat das ärztliche Zentrum für Qualität in der Medizin einige hilfreiche Tipps zusammengestellt, die zu befolgen sich lohnt:

- Alle Medikamente aufschreiben, die man zurzeit einnimmt, auch Vitamine oder pflanzliche Präparate.
- Alle Befunde von anderen Ärzten sollten in einem Ordner zusammengefasst sein und zur Durchsicht vorliegen.
- Die Fragen, die man während des Arztbesuches geklärt haben möchte, sollten aufgeschrieben werden, damit man sie beim Gespräch nicht vergisst und sich später ärgert.
- Manchmal kann es hilfreich sein, wenn ein Angehöriger oder Freund mit zum Arzt kommt.
- Medizinische Unterlagen (Impfpass, Röntgenpass etc.) mitbringen.
- Beim eigentlichen Arztgespräch sollte man gleich auf den Punkt kommen und dem Arzt genau sagen, was die Probleme sind. Jedes »Drum-herum-Reden« führt zu einem Zeitverlust, der niemandem hilft.
- Die Beschwerden möglichst genau schildern. Schmerzen am besten auf einer Skala von 0 bis 10 angeben und Auslösesituationen nennen.
- Bei jedem Arztbesuch den Mediziner auf Allergien hinweisen.
- Dem Arzt sagen, wenn man etwas nicht verstanden hat. Es geht um Ihre Gesundheit!

Weitere recht wichtige und hilfreiche Informationen finden sich auf der Homepage des Ärztlichen Zentrums für Qualität in der Medizin ÄZQ sowie bei der Weißen Liste:

http://www.aezq.de/
http://www.patienten-information.de/
http://www.weisse-liste.de/
https://arzt.weisse-liste.de/

Dank

Wenn man als Klinikarzt gut ist, dann nur weil man ein exzellentes Team zur Seite hat. Jedes einzelne Fallbeispiel, das ich hier exemplarisch und stark verfremdet vorstelle, konnte mitnichten deswegen gelöst werden, weil ich solch ein toller Arzt bin (na ja, sagen wir – nicht nur), sondern weil wir in Marburg eine sehr gut funktionierende Universitätsklinik haben, mit überaus engagierten Mitarbeiterinnen und Mitarbeitern und den unglaublichen Möglichkeiten einer modernen Hochleistungsmedizin. Daher geht mein Dank an alle Mitarbeiter, von der Pforte bis zur Geschäftsführung, vom Reinigungsdienst bis hin zu den Klinikdirektoren.

Dank sagen möchte ich meinem ZusE-Team, also all den Kolleginnen und Kollegen, die mit viel Begeisterung sich der Lösung komplexer und komplizierter Fälle verschrieben haben. Dies sind die Doktoren Bilgen Kurt, Julia Sharkova, Elke Neuwohner, Andreas Jerrentrup, Eduard Walthers, Andreas Burchert, Birgit Kortus-Götze, Beate Kolb-Niemann, Richard Dodel, Volker Ellenrieder, Christina Rohdenburg, Tobias Müller sowie unsere niedergelassenen Kollegen, allen voran Alex Liesenfeld, Haleh Stautzebach, Horst Herden, Gerhard Korger und viele andere.

Ganz herzlich bedanken möchte ich mich bei Frau Sabine Battenfeld, die weit mehr als nur eine hervorragende Koordinatorin sowie Super-Sekretärin ist, sowie bei Frau Christiane Olischläger, die sich mit Begeisterung und enormem Engagement für unsere Patienten und unser Zentrum einsetzen. Drs. Muhidien Soufi und Volker Ruppert stellen als exzellente Grundlagenforscher ihr Wissen zur Lösung der scheinbar unlösbaren Fälle in unserem ZusE Forschungslabor zur Verfügung, mit oftmals tollem Erfolg. Dafür vielen Dank. Den Klinikdirektoren Prof. Dr. Andreas Neubauer, Prof. Dr. Claus Vogelmeier und Prof. Dr. Bernhard Schieffer möchte ich herzlich für deren stete Unterstützung danken.

Das ZusE-Konzept hätte es aber ohne unsere Geschäftsführung so nie gegeben. Vor allem Prof. Dr. Jochen A. Werner als Ärztlicher Direktor, aber auch Dr. Holger Thiemann als Verwaltungsdirektor waren die Triebfeder für dieses Projekt. Sie erkannten, genauso wie Herr Martin Menger als Vorsitzender des Vorstandes, das Potenzial, aber auch die Notwendigkeit von solch einem Zentrum für einen Standort, der sich der Hochleistungsmedizin verschrieben hat.

Ich möchte mich aber auch bei all den Studenten und Studentinnen bedanken, die unsere Arbeit auf Station sowie in den weiterhin laufenden Dr.-House-Seminaren begleitet haben. Dass uns ehemalige Dr.-House-Seminaristen, wie Frau Anne Kandler, über Jahre hinweg die Treue halten und sogar eigene Dr.-House-Projekte aufgebaut haben, freut mich ganz besonders.

Dem Studiendekan Prof. Dr. Klaus Klose, unserem ehemaligen Dekan und Direktor der kardiologischen Klinik Prof. Dr. Bernhard Maisch, Dekan Prof. Dr. Matthias Rothmund und Dekan Prof. Dr. Helmut Schäfer danke ich für deren Unterstützung bei der Umsetzung meiner zum Teil ungewöhnlichen Lehr- und Forschungskonzepte.

Meinen akademischen Lehrern, vor allem Herrn Prof. Dr. Hans Kaffarnik sowie Prof. Dr. Peter von Wichert, danke ich für deren motivierende Unterstützung nicht nur zu Beginn meiner akademischen Laufbahn.

Mein ganz besonderer Dank gilt Prof. Dr. Reinfried Pohl und seiner Familie mit den Söhnen Andreas und Reinfried jr. Leider verstarb Prof. Pohl am 12.06.2014 im Alter von 86

Jahren, nach einem erfüllten und ereignisreichen Leben. Ohne seine langjährige, beständige und freundschaftliche Unterstützung für mich, meine Mitarbeiter und unsere Projekte hätte es weder das Dr.-House-Seminar noch all die daraus resultierenden Entwicklungen gegeben. Durch die von ihm ins Leben gerufene »Dr. Reinfried Pohl Stiftung« sowie die »Anneliese Pohl Stiftung« wurden und werden wegweisende Projekte gefördert, die nicht nur für uns in Marburg von überragender Bedeutung sind. Wir vermissen Reinfried Pohl bereits jetzt und werden ihn nie vergessen.

Ganz herzlich bedanken möchte ich mich aber auch – für alles – bei meiner Familie, bei meiner Frau Isabel und unseren Kindern Manuela und Felix sowie meiner Mutter Elfriede und meiner Schwester Doris mit Familie. Wie schon Johann Wolfgang von Goethe sagte, lässt sich wahrhafte Dankbarkeit mit Worten nicht ausdrücken.

Last but not least möchte ich mich bei Herrn Marko Jacob, Landwehr & Co, Frau Dr. Felicitas Witte, Herrn Thomas Mahler und Herrn Florian Glässing sowie Frau Ulrike Weidner und Herrn Stefan Ulrich Meyer, Droemer Verlag, für deren Unterstützung bei der Umsetzung dieses Projektes bedanken. Ohne deren Hilfe wäre dieses Buch so nie entstanden.

Ihnen, liebe Leserin und lieber Leser, danke ich dafür, dass Sie dieses Buch trotz des Cover-Bilds gekauft haben (ein Bild von mir da draufzumachen war wirklich nicht meine Idee). Ich wünsche Ihrem chronisch kranken Nachbarn, dass Sie ihn vielleicht aufgrund der Lektüre dieses Buches mit der richtigen Verdachtsdiagnose heute noch zum Hausarzt bringen. Nur Mut: Medizin ist nicht nur spannend wie ein Krimi – Medizin ist auch voller Überraschungen.

Marburg, im Mai 2015
Jürgen R. Schäfer

Harro Albrecht
Schmerz
Eine Befreiungsgeschichte

Den Schmerz verstehen

Schmerz ist die Grenzfläche, an der Psyche und Körper aufeinandertreffen. Er ist Wundschmerz und Trennungsschmerz, ist körperliche und seelische Verletzung. Er ist die Grundlage vieler Religionen und Motor der Kultur. Ohne Schmerz keine Kunst, keine Sprache und kein Denken.

Doch bis heute ist der Schmerz ein ungelöstes Rätsel, immer noch leiden die Menschen millionenfach unter Schmerzen. Harro Albrecht erzählt vom langen Kampf gegen diese menschliche Ur-Erfahrung, von Fortschritten, Fehlschlägen und ungelösten Fragen. Sein Resümee: Es ist an der Zeit, dass wir den Schmerz aus der Umklammerung der Medizin befreien.

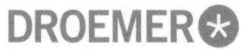

Bernhard Albrecht
Patient meines Lebens
Von Ärzten, die alles wagen

»Beste Medizingeschichte.«
Deutschlandradio Kultur

Wer wünscht ihn sich nicht: einen Arzt, der alles, wirklich alles daransetzt, um einen vor lebenslanger Krankheit oder dem sicher geglaubten Tod zu bewahren? Der Mediziner und preisgekrönte Wissenschaftsjournalist Bernhard Albrecht zeigt, wozu die Medizin schon heute imstande wäre, wenn jeder Patient einen Arzt fände, der sich mit aller Leidenschaft für ihn einsetzt.

»Medizin ist Wissenschaft und Kunst zugleich. Bernhard Albrecht hat diese Doppelbegabung: tiefe Recherche als Arzt und einen packenden Stil als kunstvoller Autor.«
Eckart von Hirschhausen

»Neun bewegende Geschichten von imponierenden Ärzten, die anders gehandelt haben als üblich. Ein Mutmachbuch und Plädoyer für Menschlichkeit.«
Für Sie

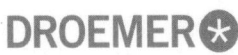